自然は緑の薬箱

薬草のある暮らし

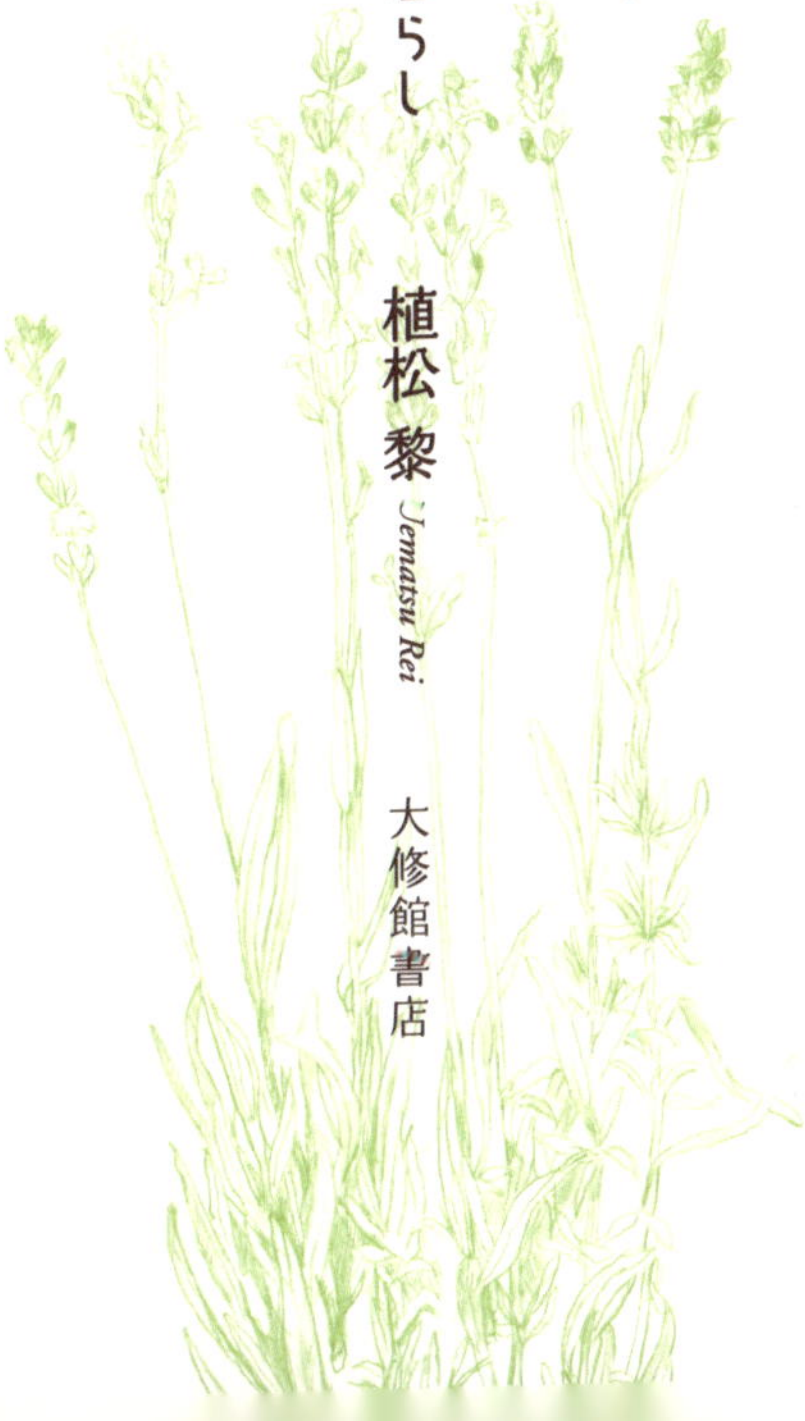

植松黎
Uematsu Rei

大修館書店

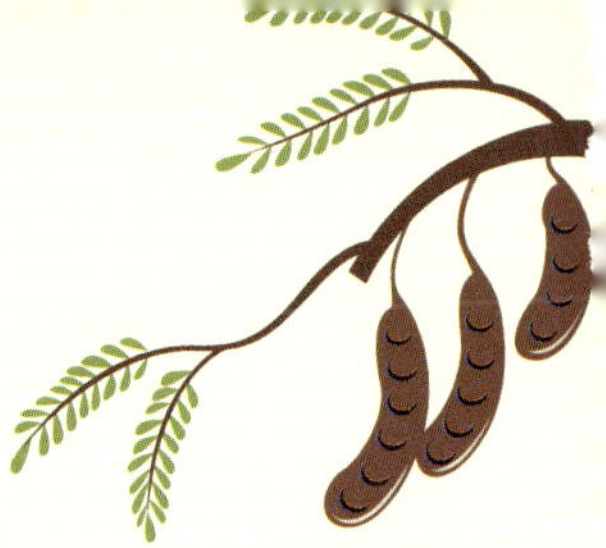

目次

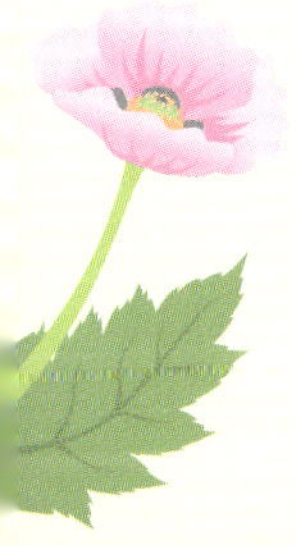

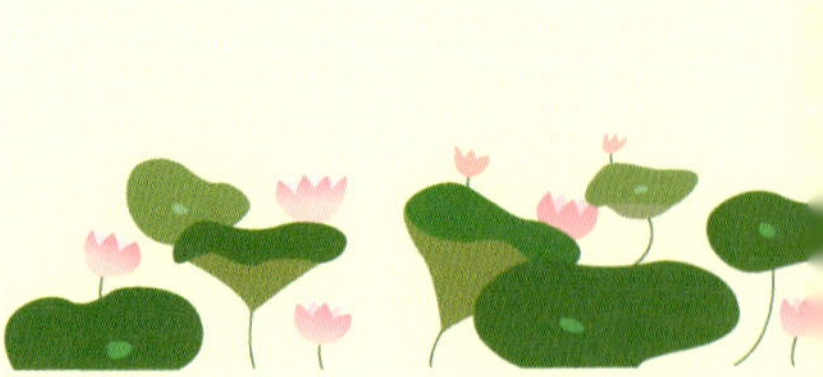

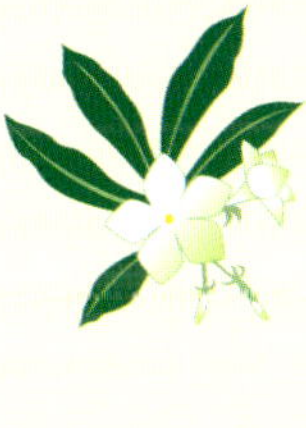

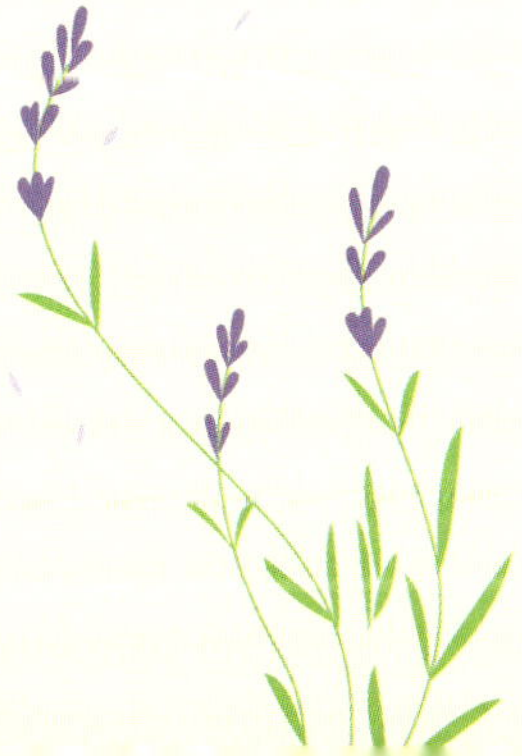

イラスト　永田勝也
カラー挿絵　海沼筑紫

自然は緑の薬箱

——薬草のある暮らし

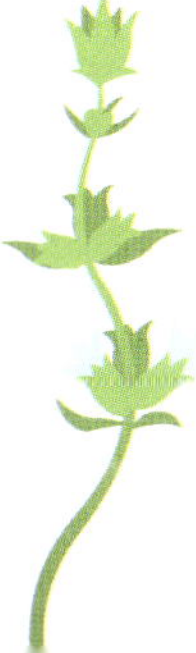

プロローグ

薬草のある暮らし

「時代が変わったなー」と実感したのは、気分がふさいで寝つかれないため近所のクリニックに行った日のことだった。一般の精神安定剤や睡眠薬は気が進まなかったので、生薬である「カノコソウ」を処方してくれるよう頼んだところ、それを知らなかった医師が「カノコソウ、カノコソウねえ」とつぶやきながら、一生懸命に生薬のマニュアルを調べてくれたのである。これには頭が下がった。一昔前なら、「医者に向かって指示するとは何事か」と一喝されたにちがいないからだ。

カノコソウは中枢神経を抑制する働きのある薬草で、漢方では吉草根（きっそうこん）と

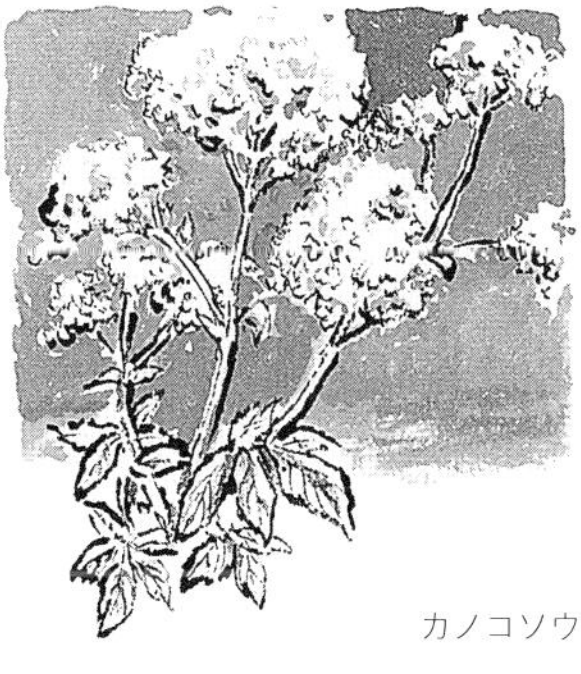

カノコソウ

いい、昔からイライラや不眠などに処方されてきた。しかし、西洋医学だけの教育を受けてきたその医師には初めて聞く名前だったのだろう。それを認め、真摯に患者の希望を受け止めてくれたのは、彼が柔軟性のある優れた医師であったこともあるが、時代そのものも植物の持つ治癒力に関心が向きはじめたからではないだろうか。

日本でも西洋でも、一九世紀までは医薬品の一部となる薬用植物の知識は医学生の必須科目であったが、「遅れた医療」という理由で近代の正当な医学教育の科目から外されてきたのである。たしかに、抗生物質の発見やワクチンの開発などで西洋医学は輝かしい成功をおさめてきた。しかし、ここにきて先進国による伝統医療や薬用植物への見直しが急ピッチで進んでいる。とくに伝統医療に懐疑的だったアメリカの有名大学の医学部がのきなみ研究や教育に力を入れはじめたのである。というのも、急性の感染症や、交通事故や心筋梗塞、脳梗塞の発作といった、緊急の手術を要するものなど西洋医学なくしては治療できない病気も多いが、西洋医学の限界もまた見えてきたからである。高血圧や糖尿病などいわゆる生活習慣病、消化器・神経系などの慢性症、ガンや難病など、西洋医学の概念や単一の化合物だけでは処しきれない複雑な原因によって起こる病の深刻さがある。環境によるものや心因的なものも多い。その場合、従来の治療だけでなく、自然療法を統合した医療のほうが効果的な結果も出ている。

また、なにより市場の大きさには計り知れないものがある。たとえば、一九九七年に発表されたアメリカの一般医薬品売上げ高トップ一五〇のうち、植物由来のものが五七パーセントを占め、その売上高は一二〇〇億ドルにのぼっている。

植物由来の新薬開発も著しい。最近爆発的にヒットした新薬のひとつ、タイヘイヨウイチイから抽出されたタキソールの抗ガン剤は一年間で九億四一〇〇万ドルを売り上げているという。アフリカ原産のムリエというバラ科植物の樹皮から作られた前立腺障害の治療薬は一億九七〇〇万ドル。ヨーロッパにおけるセイヨウオトギリソウの抗うつ薬は、それだけで年間六〇億ドルと圧倒的な売上高である。

そうした巨大市場を反映してか、ここ十数年の欧米では薬草療法を含むホリスティック医療を扱う医師が増え、街でも植物由来の医薬品があふれかえっている。専門店はもちろん、一般のドラッグストアやスーパーマーケット、駅や空港のショップ、インターネットでも、日常的な症状に応じたサプリメントが簡単に手に入る。

生薬における欧米の意識の変化は日本にも感染して、いまやサプリメントブームである。私のかかった、かつては権威主義的医学教育を受けたであろう医師が「カノコソウ」を調べるのをいとわなかったのも、そうした背景があったからではないか。

しかし、考えてみれば環境問題と同じで、現代人の傲慢さや行き過ぎに対する反省が先人の知恵の見直しにつながっているのではないか、とも思える。世界中どこの国や土地でも、昔の人々は身近にある植物の特性とその利用法を熟知していた。その何千年もの歴史と知恵でふるいにかけられてきた薬草が名前を変えて残ってきたのである。かつて、アフリカやインド、北米や南米の先住民たちは、薬草を扱う呪術師を賢者として尊敬していた。しかし、ヨーロッパではそうした呪術師を「迷信」や「悪魔」として扱い、薬草に長けた女性たちを「魔女」と呼んで蔑んできたのだが、重要な医薬品の多くが彼らの「緑の薬箱」から生まれたのである。

例えば、心臓病の特効薬のひとつにジキタリンという製剤がある。それは、かつてイギリスの森に住む薬草師の老婆たちが心臓病のむくみをとるために処方していた、キツネノテブクロ(ジギタリス)と呼ばれる植物だった。彼女たちの治療をじっと観察していた「正規の医師」がそれをあたかも自分の発見のように発表し、彼の名前のみが歴史に刻まれたのである。

マラリアの特効薬キニーネはアンデスの先住民が熱病の治療薬としていたキナから作られている。傷口からの感染やその治療において強い抗菌力で有名なティーツリーは、オーストラリアの先住民アボリジニの伝統薬である。

鎮痛・解熱で有名なアスピリンも、元はといえば古代ギリシャから有名な民間薬で、セイヨウシロヤナギの樹皮や葉を煎じていたものがヒントになった。薬効が非常に優れていたため、多くの科学者が活性成分の単離分離を試み、一八一九年に単離されてサリシンと名づけられたのである。

しかし、歴史的に有名な発見ではなくとも、昔の人の知恵としての常備薬なら、私たち日本人も母や祖母の時代くらいまでは代々伝えられ、身近な植物として親しんできた。

私は東京育ちだが、東京オリンピックのころまではまだどこの家でも、庭はもちろんのこと玄関先まで所狭しとさまざまな植物であふれていた。いわゆるガーデニングのように華々しくはないが、四季折々、豊かな色彩や形に富んだ草花がそこはかとなく気をそそる香りを放っていて、その多くが暮らしと密接なつながりをもっていた。食事として摂れば病気を防いでくれる植物と、薬として病気を治してくれる植物が渾然一体となっていたのである。

子どものころの私は植物に特別関心があるわけでもなかった。しかし猫の額ほどもないすきまにひしめいていたわが家の樹木や草花には無意識のうちになじんでいた。ビワやイチジク、カキなどの果樹は実のなる季節が楽しみだった。真冬には寒空にさえざえと映える黄色いサンシュユの花にかんざしを思い浮かべ、白い花を鈴なりにつけるアマドコロにスズランの姉貴版みたいだとママゴトに摘んでみたり、うぶ毛におおわれた地味な葉っぱばかりのユキノシタが、あるとき急に雪を星のようにちりばめたような花を咲かせるのに目をぱちくりしたものだった。また、いまではあまり目にすることのなくなったノイバラの白い花や、初夏にとげとげしく咲くノアザミさえ日常の風景にとけこんでいた。隣近所も似たような植物でいっぱいだった。

原っぱや土手には、タンポポ、ヨモギ、ツクシ、チガヤ、オオバコ、湿地にはジュズダマが鈴なりに実をつけ、陰気なドクダミの葉が地面をすれすれにおおっていた。それらすべてが私にとっては遊び場だったが、あの時代の母にとってはその平凡な小世界こそが、簡素な部屋に彩りをそえる慰みであったり、年中行事の小道具であったり、いざというとき頼りになる「緑の薬箱」だったのである。

そして、母の手にかかると無駄なものはほとんどなく利用されつくしてしまう。たとえば、カキは実のなる前に若葉を摘んで、蒸してからビタミンたっぷりの柿の葉茶にしてた。秋のごわごわした葉は、抗菌作用があるらしく、しめ鯖と一緒に柿の葉寿司にも活躍した。実は渋柿だったから干し柿にされ、栄養豊かでおいしい冬のおやつとなった。ビワもまた、爽やかな味の果実を楽しむだけでなく、大きな葉を夏場に乾燥して、浴剤にされた。夏場に使えば汗疹にならないといわれ、冬にもミカンの皮やヨモギの干したものと混ぜられ、身体がぽかぽかする浴剤となった。ヨモギといえば、蓬餅を作ってもらいたくてよく春の土手に若葉を摘みにいったものである。別名「薬草」（くすりぐさ）とも言われるほど薬効が多いヨモギにビタミンたっぷりの小豆が入るのだから、美味しい「医食同源」である。

また、おてんばだった私が捻挫や打ち身をして帰ると、母は自家製湿布を作った。なにやら植物の根をおろし、酢と混ぜてガーゼに塗り、患部にぺたりと貼るのだった。ヒヤッとした感触に一瞬びくっとするが、やがて冷たいような熱いような感覚が混ざり合って、いつしか渾然一体となって痛みが消えていく。その癒されていくような優しい感覚は、いまでも鮮明に思い出されるが植物の名前は覚えていない。あれは、アマドコロの根だったのだろうか。

歯が痛いときは、梅酢を薄めたぬるま湯で何度もうがいをさせられた。痛むあいだは歯科医も手のほどこしようがない。しかし、梅酢のうがいはぴたりと痛みをとめてくれた。そのため、初夏の梅干作りはかかさなかった。

風邪で喉が痛むときはネギの白い部分を焼いたのをガーゼでくるみ、首に巻きつけられた。これだけはまじないみたいでいやだった。好きだったのはビタミンCいっぱいのノイバラの実のお茶や、ぴりっとショウガのきいた葛湯だった。どちらも荒れた喉を優しく通って、身体のすみずみまで温かさが伝わってきた。

母はそうして世話をした後、いつも「夜更かししないで早く寝るのよ」とそっけなく言った。

日常の切り傷や打撲、風邪ぐらいなら医者に行かずとも治るという経験がそういわせたのだろう。そんなわけで、子どものころの私はほとんど医者の厄介になることはなか

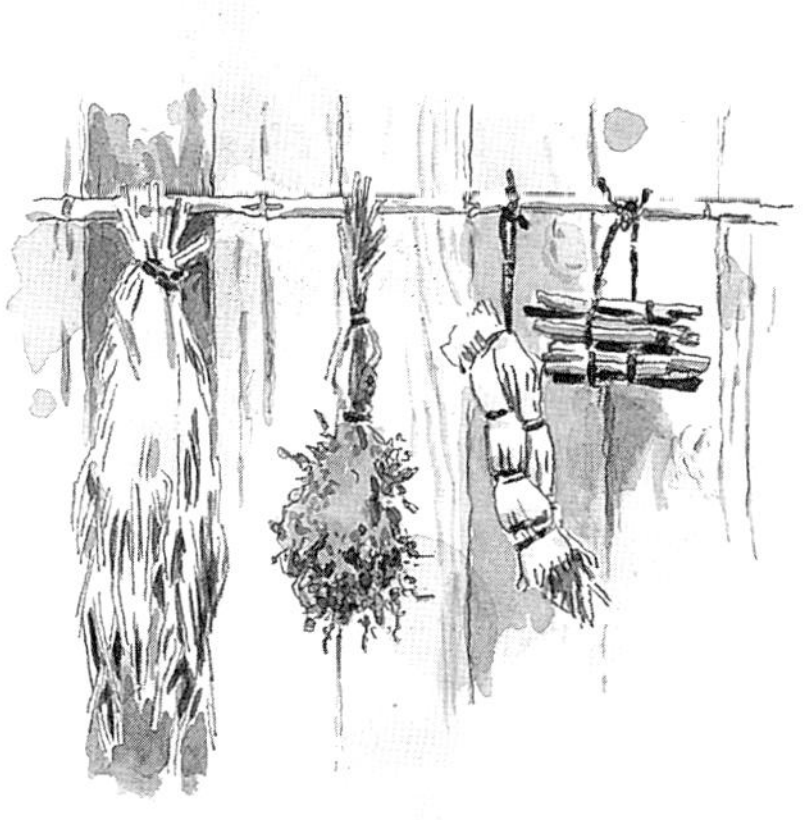

Valeniana officinalis L.

った。わが家の縁側はいつも乾燥した植物が天井から下がっていたり、ザルが広げられていた。それが古くさくて、いやでたまらないこともあったが、いまとなっては、何ひとつ引き継がなかったことに後悔しきりである。

母は特別な医学や薬の知識をもっているわけではなかった。いまなお開発途上国の辺境に住む人々がそうであるように、また、母の時代の誰もがしていたように、片方で病院の医師を頼りつつ、もう片方で日常の常備薬としての植物を伝えられたまま習い覚えたにすぎなかった。医薬品業界が目の色を変えて大投資するような栄光の薬草はひとつもない。でも、私にとっては子ども時代の思い出がいっぱいつまった「緑の薬箱」であり、植物への興味をかきたてる足がかりになったのである。

本書はそんな思い出やのちの経験とともに、前半はおもに歴史的な薬草を読み物として、後半はキッチンハーブとして楽しみつつ、比較的安全で効果的な薬草をとりあげた。しかし、薬草はすべてのひとに同じ効果があるとは限らず、服用や使い方で危険も伴う。実際に使用するときは専門家の指導をあおぎ、注意深く扱ってほしい。本書は薬草のハウツーものではない。あくまでも、薬草の持つ神秘性とその秘密を発見した名もない人々の物語として読んでいただければ幸いである。

1 キナ【*Cinchona* L.】

マラリアの特効薬——キナにまさる薬なし

「マラリア」といわれても、その恐ろしさを実感できる日本人は少ない。しかし厚生労働省の調査によれば、「毎年、一〇〇人前後の海外渡航者が現地でマラリアに感染し、帰国後に発病している。そのうち二〜三人が手遅れで死亡。現地での発病率はその一〇倍ほど」だという。

つまり、毎年、一〇〇〇人もの海外渡航者がマラリアに感染していると予測されているのだ。この数字を多いと見るか少ないと見るかは別にして、マラリアは決して軽視できない疾

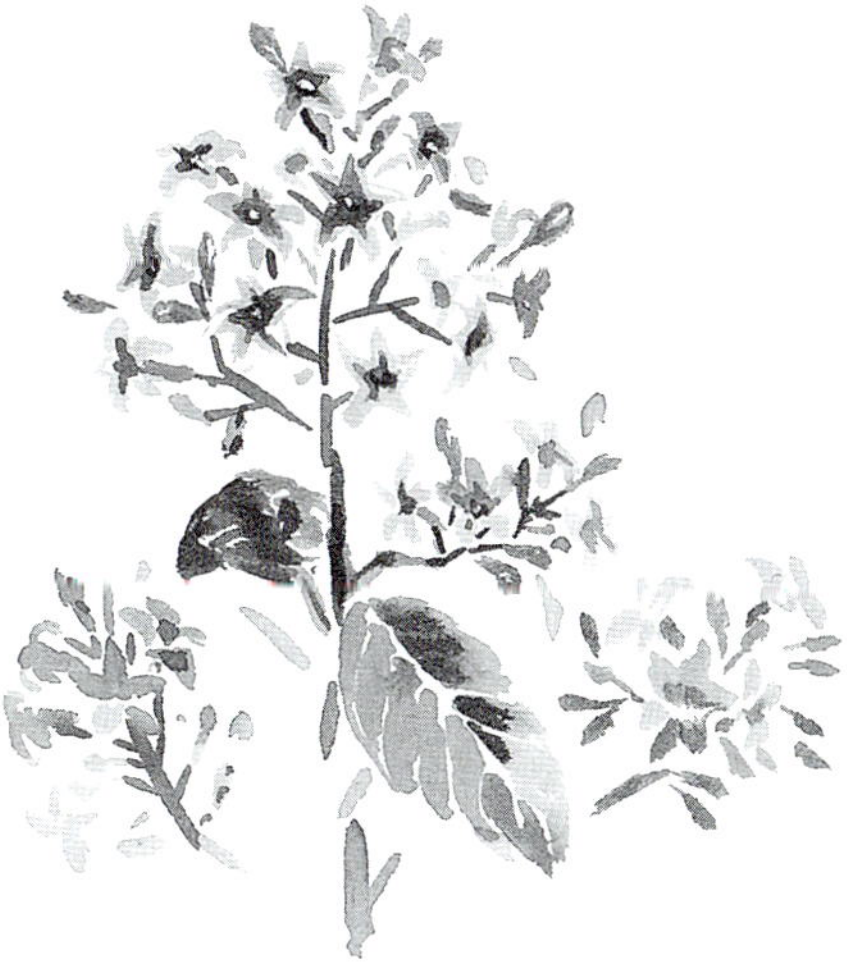

Cinchona L.

病なのである。地球温暖化に伴って感染者は増え続け、熱帯・亜熱帯を主に世界一〇〇か国あまりで流行している。

しかし、日本からマラリア・リスクの高い国に渡航する場合、予防薬はほとんど期待できないのである。有効な予防ワクチンは存在せず、数種の予防薬があるというものの、副作用が強いうえ、渡航地によっては、その薬に耐性を持っている蚊がいるため効果が疑わしい。というわけで、感染症専門の医療機関は予防薬を積極的に勧めないのである。

最大の予防は、「蚊に刺されないことです。また、マラリア流行地の薬は粗悪品が多いから、途中経由する欧米などで入手するといいですよ」と決定打に欠けるアドバイスだけである。「途中経由」といわれても、「直行便」で行く場合はどうなのか。処方箋はない。

ずいぶん前のことだが、ベトナムの山中に行くことになった私は、「副作用の強い予防薬を飲むのも、マラリアにかかるのも、リスクは半々ですよ」という〝先進国日本〟の医師の言葉に従い、丸腰のままベトナムの山岳地帯に入ることになった。

それは沈香という、お香にする香木を見つけるためだった。製品となった香木でなく、生きた、地面に立っている沈香の木がどんな姿か知りたかったのである。しかし、沈香の生息地などそう誰もが簡単に踏み込めるような場所ではない。ベトナム中部からラオス国境にかけての山岳地で、少数民族が暮らす部落がまばらに散在し、薄暗い森林と湿地が広がった場所である。もちろん、宿泊施設などもない。泊まったのは、部落に行く途中にある営林省の宿舎だった。木造の簡単な建物で、あたりは灌木が茂り、裏手には川が流れていた。蚊の生息にはうってつけの環境である。私は、通訳をしてくれたベトナム人の女子大生と一緒に慎重に蚊帳をつって寝た。

翌朝、いよいよ沈香の木があるという山に入った。そこも蚊がぶんぶん飛んできそうな場所だったが、ひとたび足を滑らせたら命の保証がない急斜面を這うように登っていくのだから、蚊などにかまっている状況ではなかった。

斜面はどこもかしこも絡み合った植物が行く手をはばみ、雨でぬかるんだ土に、枯れ枝や腐った葉が堆積して足元を危なくしている。やっとつかまれそうな枝をみつけても、つかむと、ずるっと抜けて、体ごと落ちそうになる。

思い返しても恐ろしいところだったが、悲惨だったのはその数日後だった。沈香の切り株を見つけて意気揚々と町に戻った私たちは、せっかくだからしばらく滞在しようということになり、海辺の村に行った。私は、浜辺で獲れたての海鮮料理に舌鼓をうち、どこまでも続く真っ白い海岸線をうっとり眺めていた。すると、さっきまで元気よく泳いでいた荷物持ちの少年が、ブルブルと震えて水から上がってきたのである。私たちのテーブルのそばまで来るのがやっとだったのか、いきなり倒れこんでしまった。

「うう、寒い！　寒いよー」

彼は身体をエビのように丸め、歯をガチガチいわせながら、うわごとのように「寒い」を繰り返した。額に手を当てると、火のように熱い。私たちはありったけの衣類で少年を包み込み、大急ぎで一軒しかない安宿に運んだ。医者を探したが、その村にはひとりもいないという。大騒ぎをしていると、誰かが漢方薬屋だという年配の男を連れてきた。

「マラリアじゃな」

漢方薬屋はぼそりと言った。しかし、マラリアの薬は店においていないという。マラリアがいつ起こってもおかしくない、あのむっとこもったような熱気に包まれた森林に住む人々はマラリアにかからないのだろうか。免疫でもあるのだろうか。私は歯がゆく、腹ただしかった。

「どうしたらいいんですか！　ここの人たちはマラリアにかかっても放っておくんですか？」私は漢方薬屋に詰め寄った。「キニーネはないんですか？」

彼は首を横に振るばかりだった。

キニーネとは、マラリアの特効薬である。キナという、南米のアンデス山脈に産するアカネ科の常緑高木の樹皮に含まれ、かつて先住民が高熱を下げるのに使っていたという。マラリアの高熱に震えているときに与えれば、抜群の効果で熱を下げることができる。そのキナをマラリアの特効薬としてヨーロッパにもたらした最初の人物はイエズス会の宣教師だっ

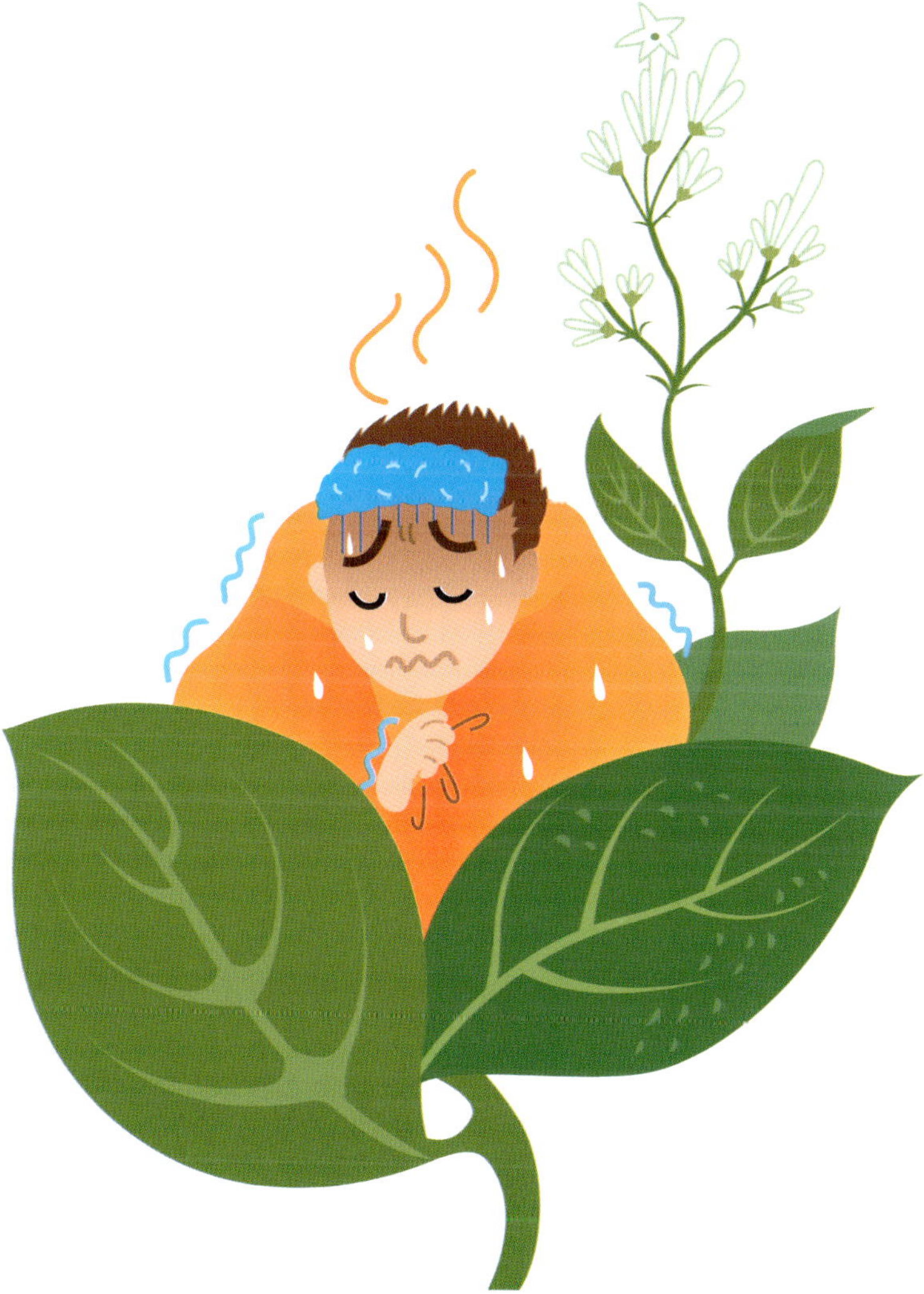

Cinchona L.

た。一六三〇年ころといわれている。

当時はマラリアがどのようなメカニズムで起こるか知っている者は誰ひとりとしていなかったが、ヨーロッパの各地は、三日おき、あるいは四日ごとに繰り返し発熱するため「間欠熱」と呼ばれるその熱病の流行に、しばしば襲われていた。

マラリアを媒介するハマダラ蚊の生存には、摂氏一六度の気温が必要とされているが、どういうわけか冷涼な気候であるはずのヨーロッパでもマラリアが大流行したときがある。中世イングランドの時代で、権力と快楽をむさぼっていたチャールズ二世、その秘密のパトロンであったフランスの太陽王ことルイ一四世も、マラリアの蚊にその高貴な血を吸われることになった。しかし、彼らが強運だったのは、特効薬であるキナはすでにヨーロッパに渡り、「イエズス会の薬」として、宗教的に対立する反カトリック以外なら、正規の医者も、ニセ医者も、ペテン師も、一様にキニーネの恩恵にあずかることができたのである。チャールズ二世もルイ一四世も、宗教的な良心の呵責を持つような君主でなかったから、めでたく治癒したのであった。

しかし、キナの成分であるキニーネの効果は、常に万々歳というわけではなかった。すばらしい「神の賜物」のこともあれば、患者を死に追いこむ「神の気まぐれ」ということもあった。キナの種類によってキニーネの含有量に差があったことと、マラリア感染のすべての過程に有効でなかったからである。

メスのハマダラ蚊に刺されると、糸状のスポロゾイト（マラリア原虫）が何千となく血液に注入される。それは血流にのって肝臓へ行き、肝細胞で胞子に変態し、さらに赤血球に侵入して円環状の原虫となってヘモグロビンをむさぼり食っていくのである。キニーネの効果が最大限に現れるのは、この赤血球感染のときで、それ以外は効果がないという。また、キニーネの作用時間は短いので、頻繁かつ大量に与えなければならない。ところが、毒性が強いために、有効量を与えれば副作用が生じるという諸刃の剣だった。

さらに、キナならどの種類でも効果があるわけではなかった。そのため、有効濃度の高い種を特定しなければならない。それを発見したのが植民地支配時代のオランダで、一時はキナの供給源を事実上独占したのだった。プランテーションで大規模に栽培されたオランダのキナは単に高価なばかりでなく、その取り引きは完全な売り手市場だった。植民地政策を押し進めるうえで、最大の脅威がマラリアという時代であった。その特効薬をオランダに握られていたのだから、キニーネ以上に優れた合成薬の開発は各国の悲願となった。

三五〇年ものあいだ、マラリアの最高の特効薬として君臨してきたキナノキに対抗馬が現れたのは一九四三年、アメリカが開発したクロロキンという合成薬だった。この薬は天然のキニーネと違い、安定供給が可能で作用時間も長かった。しかし、これでマラリアを「永久撲滅」できると信じられたのもつかの間、ハマダラ蚊は、まもなくクロロキンに耐性のある遺伝子組み換え種を作り出してしまったのである。

ベトナム戦争のとき、アメリカの首脳部の頭を悩ませていたのは、いつジャングルから襲ってくるかもしれないベトコン以上に、このハマダラ蚊の変わり身の早さだった。新薬がでるたびに耐性株を作り上げてしまうこの厄介な蚊に振り回されていたのである。

そして、アメリカの科学者たちは二〇〇〇もの化合物から、ついにキニーネにきわめて近い化学構造の物質を合成するのに成功した。それはメフキロンと名づけられ、現在もマラリアの有効な治療薬のひとつである。

しかし、いま再び、メフロキンに耐性を持つ原虫が登場してきている。

私は、押さえようもないほど震えている少年の傍らで途方にくれていた。アメリカ軍をマラリアで悩ませたこの国で、最も戦争被害の大きかったこの中部の田舎町で、どこにもマラリアの薬がなく、手をこまねいているしかないのか。時刻はすでに夕方にさしかかり、空は光の輝きが失われ、よどんだ闇に閉ざされようとしていた。

私は車をチャーターして、少年をホーチミン市まで運ぶことにした。一晩中かかろうがほかに選択肢はなかった。もうろうとした意識の少年を後部座席に寝かせ、頭を私のひざの上においた。車は夜の闇を猛スピードで走った。少年の震えはおさまり、落ち着いた様子だった。だが、ほっとしたのもつかの間、体全体が急激に熱くなってきた。彼はくるまっていた毛布やタオルを投げ出し、全身から滝のような汗をふき出した。再びガタガタと震え、「頭が痛い！　焼きごてを押されたようだ」と、しきりに訴える。押さえても、押さえても、頭を激しく振って狭い車内を転げまわる。「熱い」、「寒い」「熱い」と交互にわめき、ホーチミン市の病院に着いたときは精も根も尽き果ててぐったりとしていた。生きているのか死んでいるのかわからないほどだった。

マラリアには、良性と悪性（熱帯マラリア）がある。もし悪性だったら発症から四日以内に治療しないと命取りになる。感染したであろう日からすでに三日がたっていた。

「熱帯マラリアです」。医師がそう宣言したのは、入院した翌日の午後になってからである。血液検査に丸一日もかかった。少年の血液からは相当数のマラリア原虫が検出されたという。

はたして、少年はキニーネを点滴された。

しかし、翌日の検査では、マラリア原虫の数がさらに増えていた。医者は心配いらない。一時的に増えても、数日後には減っていくのだという。はたしてそのとおり、熱も下がってきたのだが、尿の色が真っ黒に染まっている。

医者はにっこり笑い。もう退院だといった。

黒い尿は、マラリア原虫に感染した赤血球がキニーネによって破壊された証拠なんだ、キニーネと病原体が反応してその代謝物が黒い尿となって体から排出されるんだろうな、ということで、他の合成薬では起こらない現象だという。

自然のメカニズムとは、なんと驚異に満ちた世界なのか。私は、少年の体の中で、キニーネがマラリア原虫と戦っている様子を想像した。

一九四三年にアメリカが開発したクロロキン以来、さまざまな新薬が登場してきたが、いつも最後にはキニーネの出番になる。キニーネには不思議と耐性が少ないというのである。キニーネは、研究室から生まれた薬ではない。原始の森に生まれ、同じくそこに暮らす人間との邂逅によって貴重な治療薬となったのである。しかし、そのキナの故郷であるアンデスの森に、野生のキナノキはほとんど姿を消してしまった。乱獲が原因である。

ＩＰＣＣ（気候変動に関する政府間パネル）は（二〇〇七年版）、二一〇〇年までに地球の平均気温は二・四〜六・四度上昇すると予測している。そうなれば、世界のマラリア危険地域は拡大し、西日本一帯も含まれるという。

また、温暖化で気候の上がり方がとくに著しいとされている北アメリカでは、現在すでに南部一帯がマラリア危険地域に含まれつつあり、感染者も増加している。

マラリアは、決して対岸の火事ではないのである。

2

ケシ

【*Papaver somniferum* L.】

人類への恩恵——痛みをとり眠りに誘う

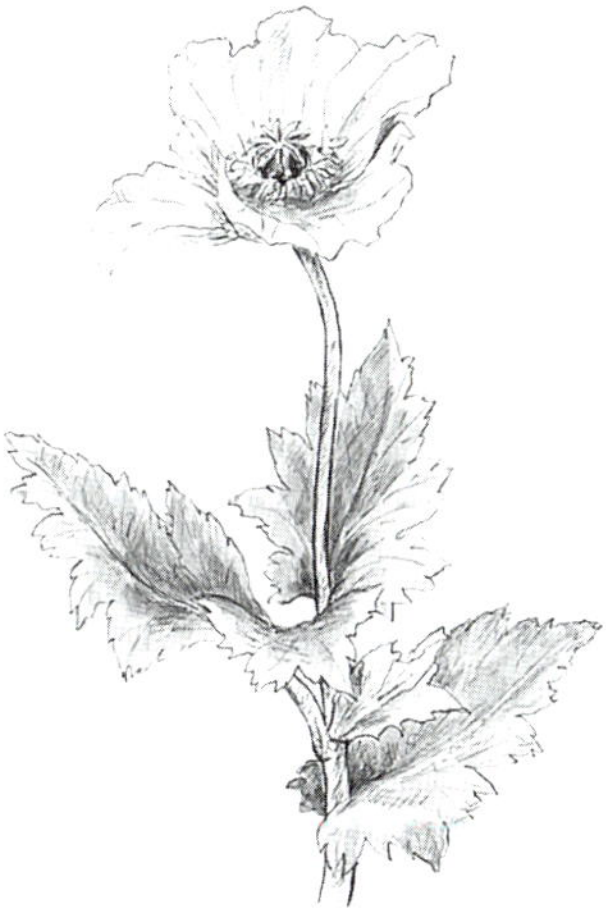

モルヒネの原料となるケシは、「痛みや悲しみを消し去り、幸福な眠りをもたらす」唯一無比の奇跡の植物である。

古代から人類に計り知れない恩恵をもたらしてきた。そのケシのことを一から十まで知りたいと、何度か栽培地を訪れたことがある。そのひとつ、ミャンマー国境に近い北タイのことだった。麻薬にもなる植物だからさぞ毒々しいと想像していたのだが、緑の畑に広がるのは、向き合うのもためらわれるような、清々しい白い花だった。初夏の光を受けた薄い花びらがきらめく向こうに、アヘンを採る人々が働いていた。どこにでもありそうな田園風景である。

アヘンを生み出すケシは学名をパパバ・ソムニフェルムという種類で、花の色は白だけでなく、赤やピンク、紫など多種多様でどれも装飾的な美しさをそなえている。その花びらが散ると、卵ほどもある大きな果実が現れる。アヘンはその固い灰緑色をした果実に含まれ、表面を傷つけると白い粘液が流れでてくる。栽培地の男たちは刃物を巧みに使い、スッ、スッっとタテに幾筋もの傷をつけていく。滲み出た白い粘液はみるみるうちに変色し、やがて褐色の泥状になる。それを乾燥させたものを粗アヘンといい、医薬品のモルヒネや、麻薬のヘロインに精製されるのである。

人類とアヘンがいつどのようにして遭遇したかわからない。おそらく、文明が始まるはるかに早い時期ではなかったか。青銅器時代の化石も発見されているが、現存している最古の記録はシュメール（紀元前二一〇〇年頃）のタブレット（ペンシルバニア大学博物館所蔵）に刻まれた楔形文字である。現在のイラクからイランにかけて栄えたメソポタミア文明の遺跡から発掘されたもので、そのタブレットは医薬書の一部ではなかったかと推測されており、ケシが「喜びの草」だと記されているという。私はそのタブレットをまじまじと見つめたのだが、釘を引っかいたような古代の文字は、ただ謎を深めるばかりだった。

一方、文字が読めなくとも明白な証拠は、ミノア文明（紀元前五〇〇〇〜三五〇〇年ころ、現在のギリシャ・クレタ島に栄えた）の「ケシの女神像」である。礼拝所跡で発見されたその女神像は素焼きの埴輪風で、祀りをつかさどる巫女の役割を担っていた。頭に戴く冠には、三本のケシの果実が挿され、その果実のふくらみには、はっきりとしたアヘンの傷跡が幾筋もつけられている。女神の目は閉じられ、両手は至上の導き手のように耳まで上げられ、忘我の境地にある。どれほど多くの人がひざまづき、懇願のまなざしでこの像を凝視したのだろうか。まだ、「麻薬」という言葉も概念もない時代であった。

現在、この像が発見されたクレタ島・ガジィの遺跡は、その痕跡もなく荒野と化している。ケシはもはや祈りでも、崇拝の対象でもないのである。その荒野に、イネ科植物の長い葉が生い茂り、何百何千というカタツムリが葉にびっしりとついているのが印象的だった。

アヘンの文化はエーゲ海沿岸地方で花開いたといわれる。聖なる祈りの対象となり、やがて古代ギリシャ・ローマの重要な医薬品になったのである。しかし、アヘンのケシは別の場所からやってきた。原種はいまよりもずっと小さく、紫がかった薄紅色をしていたらしい。その発祥の地は、コーカサス地方からアフガニスタンあたりではないかと専門家はみている。ケシとは切っても切り離せない麦の起源がその地方でもある。また、古代ギリシャ語でアヘンを指す言葉メコン（mekon）の語源も、さかのぼれば南コーカサス地方の Mak からだという（*Oxford Dictionary of English Etymology*）。

しかし、二〇世紀後半におけるケシの栽培地といえば、タイ北部やミャンマー、ラオス、ベトナムの国境地帯などが悪名を馳せるようになった。麻薬組織がそれらの地で違法な栽培をしていたからである。そのため、私はそうした暑い国ばかり思い浮かべて訪ね歩いていたのだが、考えてみれば、それらの地方でも栽培地は冷涼な山岳地帯だった。

ケシのルーツのひとつであるアフガニスタンは、いまや毎日のように銃声の鳴り響く戦場の地である。峻厳な岩山がつらなり、山腹にうがたれた無数の洞窟、空爆のうつろな痕が大きく口をひらいている。家を失った人々は疲労と飢えで頬がこけ、子どもたちは裸足、人を寄せつけない岩山の、非情な風が吹き抜けるなかに無防備な姿をさらしている。

その荒廃した土地のどこにケシの花が育つのか不思議であるが、アフガニスタンには一九三〇キロメートルものケシ畑が潜んでいる。これは大阪がすっぽり入ってなおあまる膨大な面積で、世界における非合法なアヘンの九三パーセントにのぼる生産高を占めている（二〇〇七年現在）。数字は毎年過去の記録を更新し、地球上のどこよりも多く、いまや一九世紀の中国に迫る勢いなのである。

それほど膨大なアヘンは何の目的で、どこに行くというのだろうか。戦闘で負傷した兵士たちの治療に利用されることはいうまでもないが、多くはヘロインなどの麻薬となって国外に流出している。ちなみに、ヨーロッパに入る違法なヘロインの九〇パーセントがアフガニスタン、そして残りがミャンマー製だという。

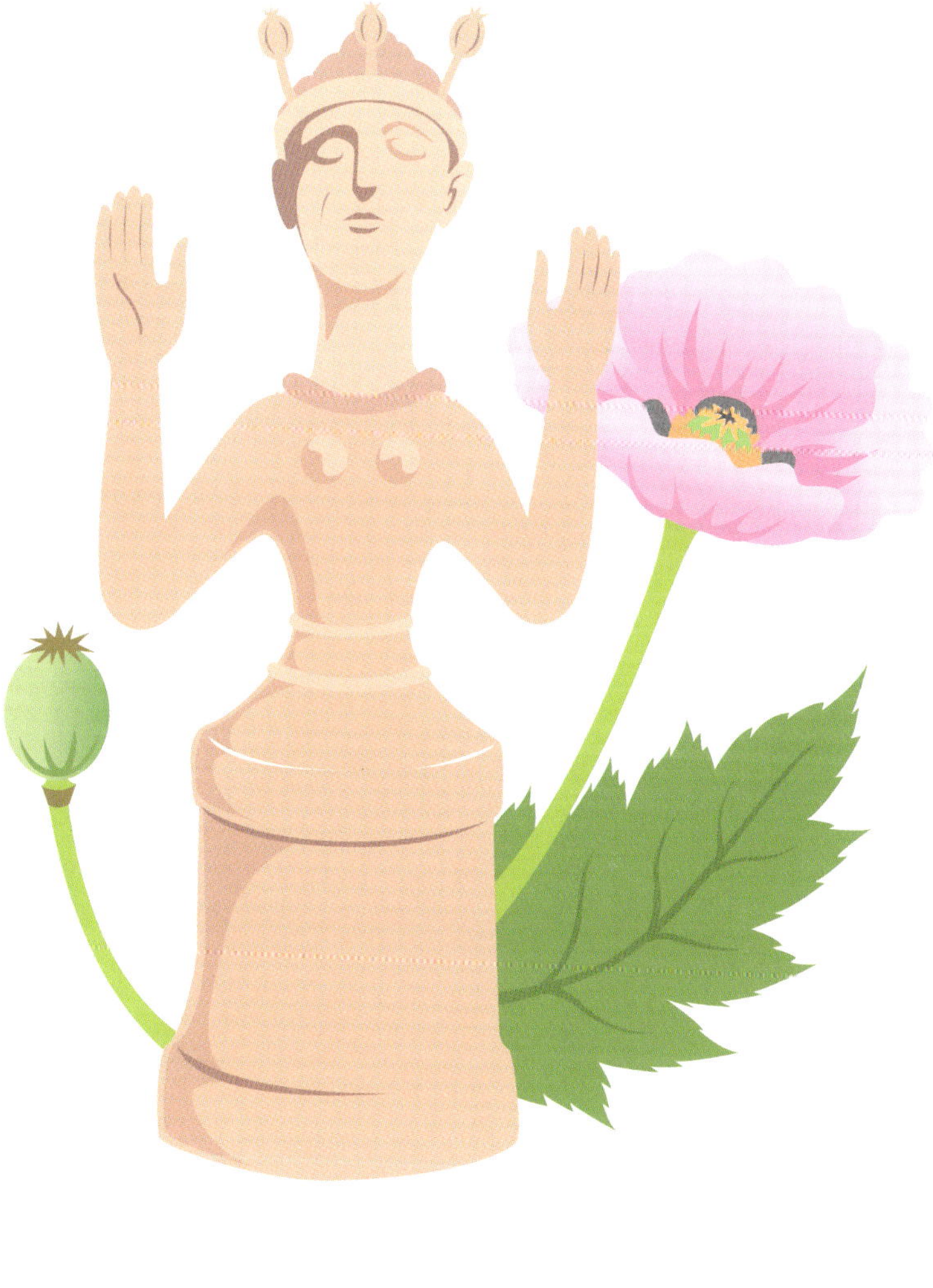

Papaver somniferum L.

アフガニスタンのケシ栽培地といえば、最近その規模を飛躍的に広げているのがヘルマンドという地域である。砂漠のような平坦な地に豊富な水をたたえたヘルマンド川が北から南に縦断し、西側はイラン、南側はパキスタンの国境に近い。そこからほど近いサンギンという町にはアヘン市場があり、数百軒もの店が未精製のアヘンを売っているという。それが、近隣諸国に流れるのだろう。

アフガニスタンの隣国、パキスタンのカラチに行ったときのことである。繁華街のバザールには乾燥したケシ坊主が山のように積まれていた。アヘンを採ったあとのケシ殻で、ナイフの傷跡が黒くひきつっていた。手にとって耳元で振ると、乾いた種子のカラカラした音がする。日本ではアンパンの上にのっている、あの芳ばしい小さな種が殻の中につまっているのである。種子そのものには麻薬成分がない。そのため、ケシの実がたっぷりつまったポピーシード・ケーキなどにされるのである。大きなターバンを頭に巻き、かたい口髭の立派な顔立ちをした店主が、「グット、グット」と叫び、しきりに食べるしぐさをして通行人を誘っていた。

しかし、一歩路地裏に入るとバザールの平和なにぎわいは姿を消す。頬がくぼみ、目の輝きを失った若者たちがたむろしているのだ。麻薬が肉も骨も蝕《むしば》んでしまっている。彼らは通行人がいても平然とヘロインを打っていた。衣類の裾をたくし上げ、足首に細い注射器を刺している。アルミホイルに白い粉をのせ、ライターであぶりながら鼻をひくひくさせている者もいた。人口約一二〇〇万人のカラチには、約百万人もの中毒者がいるという。

ヘロインの陶酔とは何なのか。人はなぜヘロインの誘惑に抗しきれないのだろうか。イギリスのある医学雑誌に掲載された医学博士ロブ・ヒックス氏の論文によれば、

①　えもいわれぬ多幸感。
②　不安感がなくなる。
③　幸せな眠気に誘われる。
④　抑圧から解き放たれる。
⑤　細かいことを気にしなくなる。

という。これで終われば、人生の悩みをすべて拭い去る夢のような薬なのだが、副作用のしっぺ返しも実に破壊的なのである。薬の連鎖から抜けることのできない依存症に陥り、耐性ができてふつうなら致死量にも匹敵する量がないと効果が得られなくなる。その地獄のような禁断症状は清朝の「アヘン戦争」で私たちは十分学んだはずだった、そして、ロブ・ヒックス氏によれば、

①　不安や絶望感に襲われる。
②　むかつきや吐き気。
③　下痢と便秘。

④　筋肉痛。
⑤　無気力。
⑥　不眠。

そして、何より怖いのが肉体の依存症である。ヘロインは麻薬以外のなにものでもない。二〇世紀文明が生んだフランケンシュタインなのである。

同じアヘンから精製される化合物でも、モルヒネは医療になくてはならない医薬品である。

肉体の痛みは、体内外の異常を「警告」する、いわゆるアラームの役目を果たしている。たとえば、料理をしていて包丁でうっかり指先を切ってしまったときなど、もし痛みを感じなかったら、そのまま料理を続け、傷口にばい菌が入って感染症などを引き起こしかねない。痛むからこそ薬を塗ったり包帯をするなど手当てをするのである。そして、次に包丁を持つときは、その痛みの記憶が防御反応となって無意識のうちに注意深くなるのである。

腹痛や頭痛など日常に起こる症状もしかりで、痛みがなければ重大な病気を見落としてしまうし、予防策もとらなくなる。

しかし、手術などで人為的に傷をつけたり、ガンなどの慢性的で耐えがたい痛みになると、もはや「警告」の領域ではなくなる。本来の病気の治療もさることながら、痛みそのものを取り除くことも治療の目的となるのである。

その中核となる治療薬が、オピオイドといわれる麻薬系の鎮痛剤である。オピオイドとは、アヘンまたは、アヘンを作るケシの英語名オピウム（opium）が語源である。アヘン由来のモルヒネは、神経にある、ある特異な受容体に結合して強力な鎮静作用を発揮する。その受容体をオピオイド受容体（あるいはモルヒネ受容体）というのだが、最近はそのオピオイド受容体に結合する化学合成の鎮痛剤がいくつも開発され、それも含めて「オピオイド」と総称される。しかし、それでケシ由来のモルヒネの価値が損じるわけではない。それどころか、現在もなお主役の座にあって非常に優れた鎮静作用を発揮し、医療に多大な貢献をしているのだ。ところが、日本人は中国のアヘン戦争の記憶からか、「麻薬」という意識が強すぎて、最近まで医師も患者も使うのを避けていた傾向がある。そのため、WHOからもっと使用量を増やすよう勧告されたほどである。というのも、痛みのメカニズムが解明されるにつれ、モルヒネの効果的な使用技術も高度になり、麻薬中毒を回避できるようになったからである。

オピオイド受容体は、さらにμ（ミュー）κ（カッパー）δ（デルタ）という三つに分けられ、μオピオイドが刺激されると、いわゆる麻薬の陶酔感が得られるのだという。そして、この刺激が繰り返されると依存症や中毒に陥る。しかし、κオピオイドは、このμオピオイドの「報酬」を阻害する作用があり、痛みが激しいときはこのκオピオイドが活性化する。

そのため、ガンなどで本当の痛みに苦しむ患者には依存症や中毒が起こらないのだといわれている。この画期的なメカニズムを解明したのは、星薬科大学の鈴木勉教授の研究グループだった。

たとえ病にあっても、痛みに苦しむことがなければどれほど穏やかで人間らしい生活を送ることができるだろう。新しい技術とメソッドの開発によって、モルヒネは「危ない薬」から、「安全で有効」な薬へと生まれ変わってきた。最近の疼痛医療の目覚ましい進歩もモルヒネがあればこそである。

「麻薬」という汚名の歴史を生き抜いてきたケシは、その歴史の作り手である人類を告発することなく、いま再び私たちに手を差しのべている。植物の恩寵である。

3

イボガ【Tabernanthe iboga】

アフリカの陶酔——薬物中毒の治療薬

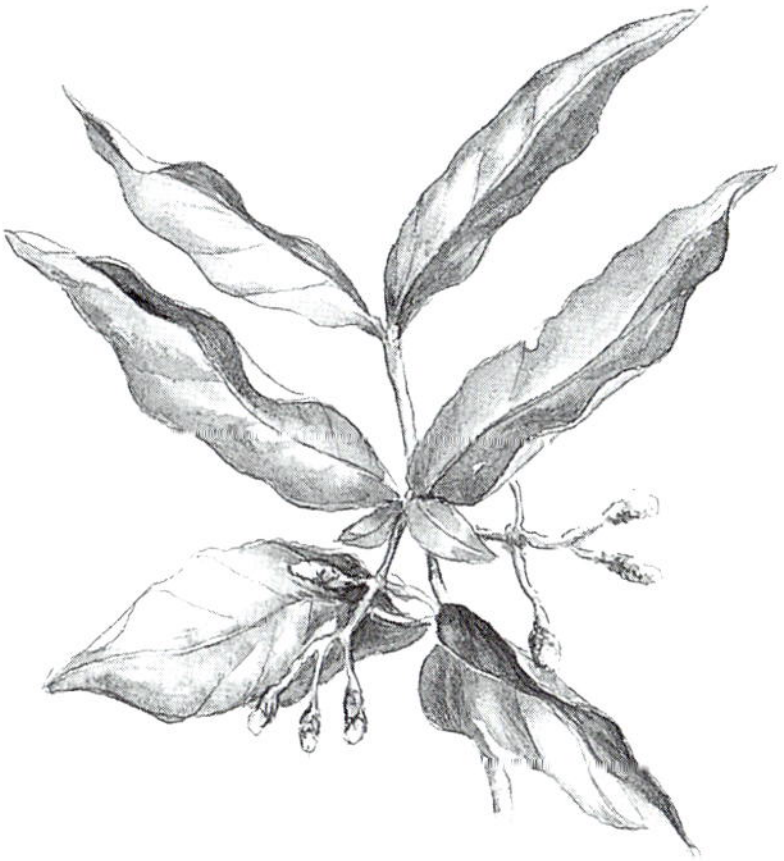

媚薬とか強壮剤と称される植物は数多くあるが、なかでもノーベル賞級の科学者や大製薬会社が熱心に研究したひとつがイボガである。イボガの根から抽出されたイボガインは、一九八九年にオリンピック委員会が禁止薬物に指定するまで、登山家やスポーツ選手に使用されていたのである。そのスタミナ力が想像できよう。

イボガは赤道アフリカのコンゴやガボンなどの熱帯雨林に分布するキョウチクトウ科の灌木で、学名をタベルナンテ・イボガという。白い小さな花に比して、葉が不釣合いなほど大きい。果実もガチョウの卵大ほどもあり、真っ赤に熟して人目を引く。しかし、有効成分が凝縮されているであろう根のほうは、どこにでもありそうな黄褐色のひげ根がたくさん枝分かれして、ぼさぼさしているだけである。

この何の変哲もない根っこが、「万能薬」として、第二回パリ万国博（一八六七年）に出品されたのだから、入場者は仰天したのではないか。「万能薬」といっても、媚薬や強壮剤の意味合いが強かったからである。出展元はれっきとしたパリ国立歴史博物館である。

イボガを最初にアフリカからもたらしたのはグリフォン・デュ・ベレーというフランス人外科医だった。「ガボンの原住民によれば、イボガの根を食べると酔ったようになり、欲望を刺激される。眠くもならず、まったく疲れない」と書き残している。彼は、海軍の医師としてフランス領ガボンに赴任していたのである。西洋諸国が新たな領土支配へと野心を燃やし、アフリカ大陸における植民地獲得競争が激化していく過渡期で、沿岸地は奴隷貿易にわいていた。ガボンのような内陸部への侵攻は開始されたばかりの時代である。

イボガは、その部外者をはばんできた内陸部のさらに厚くおおわれた原始の自然に生息していたため、長いあいだ秘密にされてきた。そこに暮らすピグミー系の原住民たちは、森の植物に我々が想像もできないような利用法を見つける名人である。彼らは、赤く魅力的なイボガの果実には目もくれず、何の変哲もない根に超自然的な作用を見出したのである。

しかし、イボガを服用すると、肉体的には激しく不快で、精神的にも不安に陥る。強壮剤にもなるが、ＬＳＤのような強烈な幻覚を起こさせたり、昏睡状態をも引き起こすのだ。服用量によっては、丸一日から三日以上も目覚めないことがあるという。

ピグミー系の原住民たちは、この服用量を絶妙に調節しながら、さまざまな行事に「聖なる植物」として使用したのだった。エクスタシーを伴う宗教儀式や冠婚葬祭、割礼や成人式、雨乞い、病気治癒、狩りへの出陣、悪魔祓い…、あらゆる通過儀礼に利用し、彼らの生涯になくてはならない存在なのである。儀式をつかさどる長老や呪術師は、幻覚による不可思議な体験を、前世や未来を知るための手段としてきた。こうしたイボガの利用は、領土分割される前の中央アフリカに広がっており、現在もファン族（ピグミー系ではない）のブウィティ教によって引き継がれている。森の奥深く潜んでいたのだが、最近では欧米のメディアなどによって、このイボガの秘儀が徐々に明らかにされてきた。そのひとつが、イギリスのＢＢＣ放送が撮影したババボンゴ族の成人式である。

儀式は太陽が沈んでから始まる。夜の闇に松明がともされる。世話人の男が、成人をむかえる若者にイボガの根の皮の一片を渡す。若者は、長老や部族の者たちが見守るなか、その根をゆっくりと噛みはじめる。まるでゴムを噛むように、一時間以上もかけて噛み砕きながら飲み込んでいく。やがて、彼は床にばたりと倒れこんでしまう。まったくの突然の昏倒である。そのとたん、固唾を飲んで見守っていた見物人たちがわーっと押し寄せ、横たわる若者を取り囲み、輪になって踊り出すのだった。どっどっと太鼓が鳴り、女たちの拍手やキーキーというかけ声が闇を裂く。顔を白く塗った男たちがどこからともなくやってきて戦闘の踊りを始める。片手に武器を、片手に松明を持ち、高く跳ね上がったかと思うや、かかとで地面を激しく打ち鳴らす。女たちも激しく腰をふり、熱狂的に踊る。みだらで挑発的な踊りだ。トランス状態になった踊り手が跳ね上がり、もんどり打って床に転げまわる。騒ぎは真夜中に最高潮に達した。

儀式が始まってまる二四時間たつと、成人志願者の若者は昏睡状態のまま部落の男たちによって担がれ、川に運ばれた。川の中央には小枝で作られた女性の生殖器に似せた構築物が吊るされている。若者はそこに担ぎ込まれ、小枝の生殖器ごと水に浸される。それから、男たちは森へ行って聖なる木の若木を引っこ抜き、儀式小屋の外に植える。若木は子どもを象徴しているのだという。長老はイボガの小片を食べ、秘密言語で呪文を唱える。彼は、幻覚によって前世や未来を知り、予言するのである。そして、成人志願者の若者も、幻覚によって見た自分自身の「真の姿」と「過去」を知るというのである。

一八八五年に『ル・ガボン』を書いたアンリ・ニュというフランス人神父によれば、「彼ら（原住民）は、隠されていた事実を明らかにし、未来を語る媒介としてイボガの根を粉にして飲む。すると、深い眠りに落ち、実際に起こる出来事の夢にとりつかれるのである」と記していたが、まさにそのとおりである。

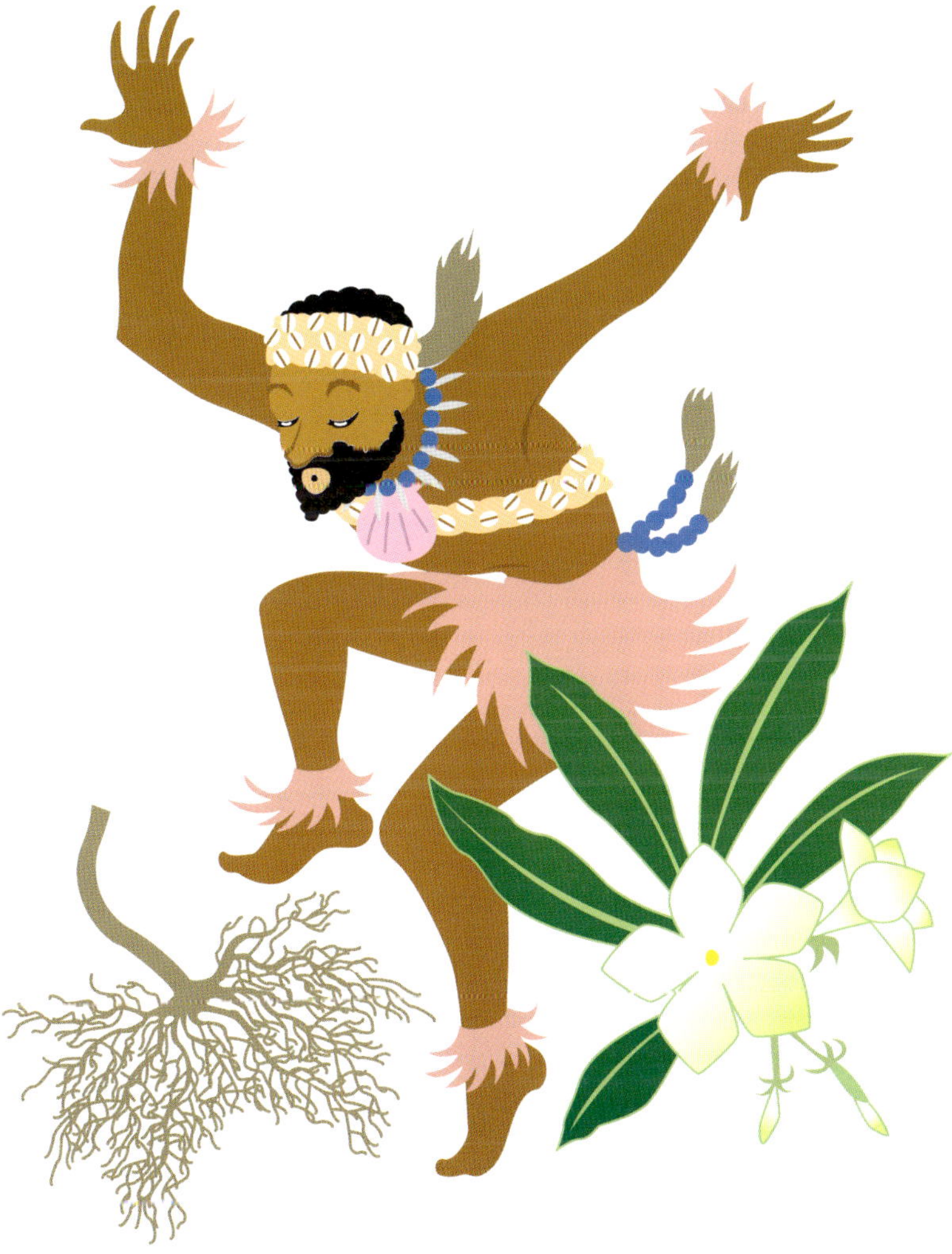

Tabernanthe iboga

長老の祝福が終わると、再び大音響とともに熱狂的な歌と踊りが繰り広げられる。この騒ぎが三日三晩、不眠不休で行われるのである。

ニュ神父のような一九世紀の白人が目撃したら、不可解な悪魔と関わったかのように混乱してしまうのも無理はない。やがて、沿岸地に住むヨーロッパ人のあいだでもイボガの噂がささやかれるようになったのだが、ほとんどは偏見に満ち、「未開人の野蛮な迷信」と蔑視されてきた。

しかし、前述の外科医・デュ・ベレーは違った見方をする人物だった。

「現地の兵士たちはイボガの根を嚙んで夜警につく。すると、彼らはまったく眠くならないという。少量では陶酔感と抗疲労性をもたらす。しかし、大量に摂ると吐き気をもよおし、昏睡状態で幻覚をみる。何か神経に作用する成分があるのだろう」と、科学者らしい観察をしている。そして、原住民の強靭なスタミナにイボガが寄与していることにも感づいていたのだった。粗末な食事にもかかわらず、並はずれたエネルギーはどこからくるのだろう。デュ・ベレーは、服用量しだいで向精神作用や抗疲労性をもたらすイボガが、宗教における集団的結束を強めるためだけでなく、結婚維持のためにも力を発揮しているのではないかと推測したのだった。イボガには、「聖とエロス」の二面性がある。彼は、服用量とその効果を慎重に観察し、記録に残した。それはデュ・ベレーの医師としての科学的客観性もさることながら、男としての好奇心も強く働いたのではないか。

彼はイボガの根をフランスへ持ち帰ると、パリ国立歴史博物館の植物学者、アンリ・バイルロンに同定を依頼した。いわば植物学的な身元確認である。それがキョウチクトウ科に属し、タベルナンテという単型属からなるということが突き止められたのは、二六年もたった一八八九年のことである。

しかし、パリ万博に出展されたのは早く、デュ・ベレーが持ち帰ってから三年しかたっていなかった。ずいぶん先走ったと思うのだが、イボガはそれほど好奇心をかきたてたのであろう。科学者や薬学者たちも、われ先にとイボガの正体発見を争った。イボガは、一九世紀のヨーロッパに「青春を取り戻せる」という夢をもたらしたのだった。

イボガの有効成分であるインドールアルカロイドが抽出され、イボガインと名づけられたのは、次の世紀である一九〇一年のことだった。何人もの科学者がほぼ同時に次々と単離に成功したのである。当時の科学水準からいえば、驚異的なスピードである。現在のバイアグラ並みの期待がかかり、研究開発のために資金と人材がつぎ込まれることになった。しかし、イボガインの化学構造は複雑で、五七年にテーラーという化学者が構造決定するまではさらにあと半世紀の歳月が必要だった。

とはいえ需要は逼迫している。いつの世も、人々は「媚薬」の言葉に弱い。待ちきれないのである。そして、夜ごと不安にかられる中高年男性の悲愴ともいえる弱みにつけこむ輩がいるのも、また世の常である。

一九三〇年になると、正規の薬が開発されるのを待たず、イボガの根をアルコールで抽出しただけの液状エキスが、「ランバレーネ」という商品名で売り出された。厚かましいことにその名前は、熱帯病に生涯を捧げたシュヴァイツアー博士が黒人のために建てた病院の地名、ランバレーネにあやかったものだった。

明らかにいかがわしいにもかかわらず、「ランバレーネ」はヨーロッパで大評判となった。神経衰弱から梅毒に至る万能薬として、また、とくに催淫剤として効き目があるとされた。それは、あたかも南米のコカのように精神的、肉体的に興奮をもたらし、疲れを知らないと、スポーツ選手たちにももてはやされたのである。

しかし、イボガインの化学構造が決定されると、幻覚を起こす化学的特性もまた明らかになり、「ランバレーネ」の販売は禁止となった。大量に摂らないかぎり、致死的な危険もなく、中毒を起こすわけでもなかったが、幻覚作用があるかぎり医薬品への道は閉ざされてしまう。医学の分野では、幻覚は精神異常とほぼ同列に定義されていたのである。幻覚を誘発させることは、精神異常を起こすことと同じと考えられていた。そして、イボガの研究熱は急速に衰えていったのである。

イボガインが再び復活したのは、ひとりの有能な精神科医と、抜け目のない麻薬患者の気まぐれだった。

チリ人の精神科医であるクローディオ・ナランホは、幻覚誘発剤を精神治療の補助として取り入れたパイオニアだった。彼は、イボガだけでなくLSDや南米のリボテン・アヤワスカなど、さまざまな幻覚誘発植物を使った臨床実験を行っていたのである。彼によれば、過去の探索には、過去の記憶や感情へと超自然的にアクセスできるイボガインがもっともふさわしく、従来の治療とともに補助的に取り入れるなら、患者の容態は数か月から数年のうちに改善されていくだろうという。つまり、病症と似た作用を起こす薬を微量に与える、同種治療法（ホメオパシー）を適用したのである。精神病にイボガインを。そして、予想は的中したのだった。

もうひとり、イボガに貢献したというか、大もうけしたのは、ハワード・ロトソフというアメリカ人である。一九歳でいっぱしのジャンキー（麻薬中毒者）だった彼は、一九六二年のあるとき、ふと、「媚薬」であるイボガインに興味を持ち、気軽な気持ちで手を出した。驚いたことに、幻覚のトリップからさめると、もう麻薬への欲求がなくなっていた。そのことから、彼はイボガインがヘロインに対して拮抗作用があるのではと推測した。イボガインの服用量を五段階にわけ、一週間ずつ増やして試すことにしたのである。自己流処方は功をなし、彼は薬物依存から抜け出すことができた。三年半というものすっかりドラッグから離れていた。しかし、突然フラッシュバックがやってきた。ヘロインをやりたいという衝動にかられたのである。彼はそれからの一年半というもの、再びヤクびたりの生活に戻ってしまった。そして、メサドンという合成麻薬による治療を受けることにしたのだが、悪循環に陥るばかりだった。今度はメサドンの中毒になったのである。彼はかつての経験から、イボガインはメサドンにも対抗できるのではと考えた。そして、これも見事に当たったのである。

やがて心身ともに生活が安定すると、彼はイボガインを薬物中毒の公的な拮抗薬として開発することを目指しはじめた。一九八〇年のことである。そして、八六年、イボガインを薬物中毒の治療薬として研究し、事業化する会社を興したのである。

当時、アメリカではイボガインの使用を法的に禁止していた。ヘロインやLSD、マリファナ、シロシビンなどと同じように、麻薬および向精神薬として規制されていたから、イボガインの入手そのものが公には不可能な時代だった。にもかかわらず、ロトソフはイボガインの処方で五つの特許をとった。使用禁止の薬物を、いったい何のための特許なのか。誰もがロトソフを笑った。

しかし、九〇年代に入ると、本当に腹の底から笑ったのはロトソフのほうだった。薬物依存症治療プログラムの国際機関が、彼の処方を検討しはじめたのである。精神科医や物理療法士などが治療における幻覚剤の有効性を語り、著名な薬学者や化学者による動物実験が行われるようになった。そして、クライマックスは、ロトソフの処方が、世界的に有名なオランダの精神病理学者によって実際の患者に与えられたことだった。ついに、アメリカのFDAや国際薬物依存研究所がかつての「ジャンキー」に屈するときがきた。イボガインを薬物治療薬として認めたのである。

現在では、イボガインの長期的な治療効果としては、オピオイドの依存を止めるのに有効なだけでなく、アルコールやニコチン、アンフェタミンなど覚せい剤などの依存症にも効果があると認知され、専門の治療施設も開設されている。フロリダ州には幻覚剤学際研究学会（MAPS）があり、カナダの「イボガ療法の家」では有名なロックスターやミュージシャンもイボガの恩恵を受けている。

一方、特許で笑いが止まらないロトソフは現在も健在で、白髪交じりの紳士然とした姿をときおりマスコミに現している。

イボガとブウィティ教の儀式についての仔細は、つい最近まで秘密裏に行われていた。かつて、生きた人間を人身御供としたらしく、残酷、野蛮と告発され、白人による迫害や弾圧にあったからである。植民地となってからは多くの礼拝所が焼き討ちにあった。原住民たちは、伝統宗教からキリスト教やイスラム教へと転向するようになったのである。

宗教や医療行為を考えるとき、西洋人にとってもっとも受け入れがたいのは、幻視による超常体験ではないだろうか。だから、幻覚による呪術療法を「野蛮」のひと言で一蹴してきたのだが、いま、西洋の科学もようやく自然の精神性が治療効果に与える影響を認め、学問的に研究している。そして、古い時代や文化の植物利用への見直しも始まったのである。

ブウィティ教も、伝統宗教の役割とイボガの効用が理解されるにつれ、再評価されて帰依者も増えてきたという。現在、ブウィティ教はインターネットのホームページで儀式の様子などを公開している。それによれば、南米のインディオたちと、「イボガvsアヤワスカ」なるシンポジウムも開いて交流している。アヤワスカはサボテンだが、これもまた幻覚植物である。南米の幻覚によるシャーマニズムの歴史も古いが、起源はかつて奴隷として運ばれた黒人の影響ではないかともいわれている。それと、南米インディオの感性が幻覚に適応し、独特の文化を生み出したのだろう。

彼らの誇り高い様子をながめていると、いつしかフランス人医師デュ・ベレーのことに思いがいった。彼が、イボガの価値を見出したのは、「未開人」と交流する白人などほとんどいない一九世紀だった。当時の基準からいえば彼は「はずれていた」のである。そして、ロトソフもまた、はみ出し人間である。

いったんは捨てられる運命にあったイボガの復活も、「落ちこぼれ」にとっては、勇気づけられる出来事である。「媚薬」が幻覚に終わったことは残念だけれど。

4

ヨヒンベ

【*Pausinystalia yohimbe*】

精力の樹――天然のバイアグラ

一九九八年にバイアグラが発売されたとき、世界中の男性が欣喜雀躍したにちがいない。勃起障害（以下ＥＤ）はなによりもアイデンティティへの脅威なのだ。「障害」を取り除くことは古今往来、切なる男の夢だったのである。バイアグラの後続もいくつかの社から製品化され、売行きを伸ばしている。さあ、これで「障害」はなくなった。万々歳と思いきや、新たな「障害」が発生した。

治療薬を服用したとき、初回で失敗するとほとんどの男性が自信喪失に陥り、そのうち三

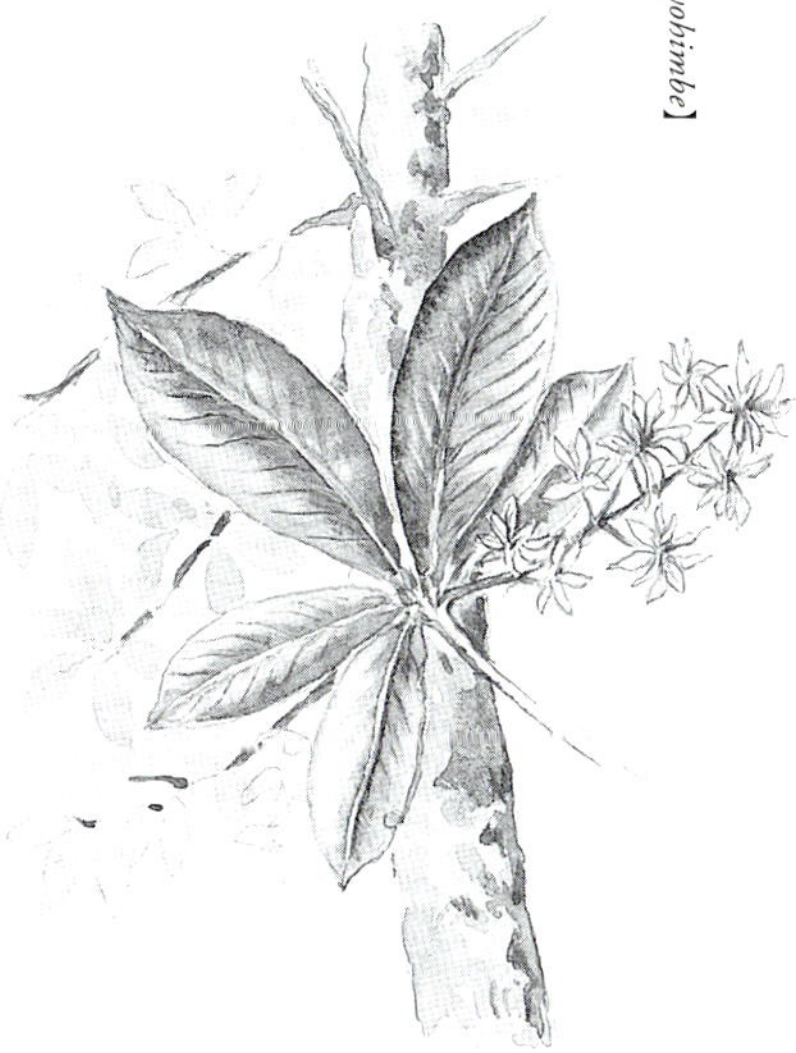

分の一は、以後性生活をあきらめている実態が明らかになったのである。

これは、性機能障害を研究している欧州の非営利団体の調査で、世界的な大手医薬品・化学会社の援助によって行われた（二〇〇七／一一／二七発表）。その調査によれば、対象者の六八パーセントが、最初の服用で効果が得られなかったとき自信を失くし、三二パーセントが落ち込んだ状態になり、二四パーセントが自分の症状はよくならないと回答。全体の三分の一が、以後、他の薬を試すために再度医師を訪ねることはなかったという。

「イボガ」に続き、今回もまた強壮剤の話になったのは、多くの男性が依然として自信を失っているという前記の調査が目にとまったからである。

イボガは幻覚作用を持った強壮剤で、現在はその有効成分であるイボガインが薬物中毒の治療薬として使用されている。一方、今回のヨヒンベは、正規のホリステック医療によって処方される唯一の天然「インポテンツ治療薬」なのである（日本では不認可）。バイアグラなどの合成薬は物理的に勃起を起こさせるだけで、性的な気分の高揚はない。射精時もいわゆる空砲が多いという。そこで、男性だけでなく女性にも効果があるというヨヒンベに再び注目が集まったのである。といっても、実際は「藁にもすがりたい」の「藁」ほどの役にしか立たないかもしれないが、その出自はかなり興奮させるものである。

ヨヒンベは、カメルーン、ザイール、ガボンなど中央アフリカに分布するアカネ科の常緑樹で、何世紀ものあいだ原住民によって「精力の樹」と呼ばれてきた。六〜十五メートルに成長する高木だが、熱帯の森においてはとくに目を引くほどの特徴はない。長方形の大きな葉に比べて花は小さく地味だし、頭上高く咲くのでほとんど人目につかない。幹の色や風合いもありきたりなのに、どうしてアフリカ人はその樹皮に「精力」を発見したのだろうか。おそらく、プリニウスが「自然はいたるところに薬を配している」と唱えるよりも太古の昔から、森に住む彼らは植物の秘密を探ることに長けていたのである。

彼らはヨヒンベの樹皮を削り取り、それを長時間煎じて服用していた。その「特性ドリンク」が白人に知られるようになったのは、一九世紀後半から二〇世紀前半にかけてで、植民地支配とともに生まれた民族学によってである。未知の風習を知ることは、施政にとって有益であり、そのため各国の政府は民族学の調査を奨励して調査団を送り込み、宗主国にヨヒンベのお土産をもたらすことになった。うまい具合に化学技術の発達も重なり、ヨヒンベの有効成分がヨヒンビンであることも明らかになった。ヨヒンビンの成分要素であるインドールアルカロイドはα－二－アドレナリン抑制因子という物質を含み、加齢や糖尿病や高血圧、心臓病などによって収縮された血管を拡大させ、血圧の変化を引き起こす効果があるといわれている。

そのため、正規の医師からいかがわしい通販業者にまで、あっという間に広がった。そしてバイアグラが出現するまで、欧米ではＥＤの治療薬であり、媚薬として活躍したのである。

EDとは、英語で erectile dysfunction の略で、erectile problems ともいい、「挿入時に充分な硬さが得られず、勃起できない状態」と、医学辞典にある。原因は心理的、肉体・生理的、不明などが複雑に入り組んでいる。ヨヒンビンの効果が期待された領域は、「肉体・生理的」な機能不全であって、勃起の生理がもっぱら血圧に関係している部分である。

欧米で「ED」がにわかにクローズアップされた理由に「隠れ不安」の数の多さとともに、高齢化が挙げられる。日本は世界一の長寿国だが、欧米諸国も平均寿命を延ばしている。アメリカの場合二〇二五年までに六五歳以上が人口の二五パーセントになると予測されている。高齢者の結婚や同居も増加している。セックスが人生の意義や幸福感と深く結びついているだけに、気持ちは若いが肉体は衰えるという心身のギャップは他人事ではない。大学病院など医療機関の公開情報を見るかぎり、アメリカは日本以上にその問題を深刻に受け止めているようだ。

では、ヨヒンベが発見されたころのアフリカはどうだったのだろう。平均寿命も現在よりもはるかに短く、多くは「現役」のまま人生を終えることができた。にもかかわらず、なぜ強壮剤や媚薬を必要としたのだろうか。

現在のアフリカ諸国で服を着ない人はほとんどいない。しかし、ヨヒンベが発見されたころの中央アフリカでは、男たちは、小さな布切れや獣の皮一枚（あるいは、紐で陰茎を持ち上げていたり）で前を隠すだけの、ほとんど裸体であった。筋肉が発達してたくましいかどうか、布切れに隠れた部分がどのような状態であるか、一目瞭然なのである。女たちもわずかな腰布だけで、裸体を常に人前にさらしていた。そそりたった乳房、くびれた腰にきゅっと上がった尻、であれば見られる側も、見つめる側も双方が快い。異性の心を射止めるかどうかは、そのまぎれもない天然の肉体にかかっているのだった。

人間は霊長類の仲間のなかでもとりわけ視覚にすぐれているという。服を着ていなければ、個体差はよりはっきり目に焼きつけられる。視線の洗礼が男女に心理的な圧力を与えることは想像にかたくない。ある意味で、彼らのほうが現在の欧米諸国の男より若くしてより深刻な悩みを抱えていたのではないだろうか。

そのことを実感したのは、かつて我が家に住んでいた西アフリカのコートジボアールからきた黒人男性の話だった。ムサ・バンバという大学教授で、ロシアで博士号を取り、アメリカの大学に招聘されたこともあるインテリである。一見堅物な人物だったが、あるときおもしろい話をしてくれた。

彼の生まれた村では、男の子が一定の年齢に達すると割礼をする習慣があった。彼が経験したのは九歳のときだったという。同じ年ごろの男の子たちが一緒の小屋で施され、血を滴らせながら死ぬほどの痛みをこらえているというのに、先輩の男の子たちが決まってちょっかいを出しにやってくるのだ。

隆々と勃起した自分の陰茎を割礼小屋の柱に打ちつけながら、「どうだ、お前たちはこんなデカイか」ときく。子どもたちは、「デカクないよ」と答えなければならなかった。そうでなければ傷口に何をされるかわからない。塩やコショーをなすりつけられることもあるのだ。

そして、割礼が終われば男になった証拠として性交しなければならないという。たとえ、九歳であってもでもある。また、結婚したい娘をものにするには、祭りの踊りの最中に、衆人監視の中で彼女にのしかかる。もし一突きで成功しなければ、不適切者とみなされ結婚はできない。それどころか、村人たちによって、卑猥な踊りや叫びをなげつけられ、さらし者にされる。

また、首尾よく結婚しても、妻を満足させられなければ、妻の親戚中の女たちから「媚薬」を飲まされ毎晩攻め立てられることになるのだという。

男にとって、性的興奮の兆候としていちばん目につきやすいのは下半身である。女なら性的に興奮したふりができる。しかし男の場合は明白である。いくら若くとも、気持ちと肉体が一致しないことだってあるだろう。しかし、彼らにとって、セックスは個人的なものではなくパブリックな領域でもある。かつて人類のオスがほかのオスたちとの示威行為の道具として陰茎を競ったり、メスを手に入れるための攻撃的な力を測る手段だったときの「先例」をそのままクリアしなければ、社会の落伍者となるのだ。

これはもう、男のアイデンティティがどうのこうのというより、生存を賭けた闘いではないか。媚薬や強壮剤を求めたのは必然であったのだろう。しかし、「求めよ、さらば与えられん」となるほど世の中は甘くないはずだ。現代医学が研究対象とするほどの強壮剤を、彼らの祖先はどのように発見したのだろう。ヨヒンベの外観は実に平凡な常緑樹なのだ。八万種もの開花植物が繁茂するアフリカのような土地で、どの植物を選べばいいかだけではなく、植物のどの部分を使うのか、どのように服用するのか、そのままかじるのか、煎じるのか、それに適量は、などという知識をどのように知りえたのだろうか。

ムサ・バンバ氏は自分にもわからないと、首を振るばかりだった。しかし、煎じたことはあるという。ヨヒンベの樹皮は削り落としたばかりのときは木肌が黄色だったのに、やがて明るいオレンジ色から赤褐色に変わっていったという。植物の切り口が変色していくのは、成分がまたたくまに変質しているしるしである。ヨヒンベの成分であるヨヒンビンはアルカロイドの一種で、それは時間がたってもあまり変質しないが、植物の成分構成は多様であり複雑である。ヨヒンビン以外の含有成分がどのような働きをしているかすべてが解明されているわけではない。

それが理由かどうかわからないが、彼の地元の人たちは今でもヨヒンベは市販品ではなく、新鮮な樹皮の煎じ液を飲むのだという。その味と効果といえば……。

「かーっと熱くなって、体中が火の塊になったようだ。胸がどきんどきんして、呼吸は速くなり、胃がねじれるように痙攣してくる。慣れないと吐き出してしまうと、妻が言っていた」という。

「えっ、奥さんが飲むの？　男性用じゃないの？」私は驚いた。

「そう、男女両用。それにコーラナッツも一緒に嚙む」と、彼は平然という。

コーラナッツとは、やはりアフリカ独特の植物の実で刺激物質を含んでいる。スモモに似た色と形の果実で、覚醒作用もあるといわれている。アフリカでは、コーヒーやタバコと同じような嗜好品だが、はるかに刺激が強い。真実はわからないが、かつてのコカコーラは南米のコカと、このコーラナッツの成分が含まれていたという。名前の由来は、この二つの植物からきているのだ。コカコーラ社は製品のレシピを極秘にしていたが、習慣性があるということで、一九三〇年代に裁判によって一部が明らかになった。それ以来、コカとコーラナッツは禁止されたという。その記事を読んで以来、私はコーラナッツに興味を抱いていた。そして、ついにムサ・バンバ氏から生のコーラナッツをもらうことに成功したのである。

薄い赤色で、スモモのように美味しそうだった。しかし、一口かじったとたん、吐き出してしまった。渋いなんていうものではなかった。それにしびれるような苦さが混じっている。彼の妻は、そのコーラナッツを食べ、同時にヨヒンベを飲むのだという。彼らの頭脳にとっては、苦痛さえ甘美なものになるのだろうか。

結果はどうなのか、ムサ・バンバ氏は決して答えようとしない。そして、彼がどのようにして妻を射止めたかも黙して語らないのである。

細部はぼかされてしまったが、彼の国の伝統や因習はいまでも昔と本質的に変わっていない。割礼は男子だけでなく、女子にも行われる。陰核の一部を切除するのだが、目的は男性の性欲を高めるためだという。そのため、割礼をしていない女子は結婚相手がいないのである。一定の年齢になると、割礼小屋で専門の老婆によって施されるのだが、痛みに耐えかねて逃げようとすると、屈強な見張り番に取り抑えられる。小屋の中には、何人もの幼い女の子が、開いた両足から血を流したまま茫然自失の体で地面に座っているという。

長いあいだ秘密にされていたこの女子の割礼は、残酷さにおいて男子のそれと比べものにならないのである。そのため、現在は国連など内外の機関によって禁止を勧告されている。

彼らの風習や因習を野蛮のひとことで切り捨てるのは簡単だが、それは現代の先進国の人間の視点からだということを忘れてはならないと思う。いまよりずっと未開だったころのアフリカだったらどうだろう。放埒と呪術と野獣のような気質によってしか適応できない風土である。生きのびるためには、適者生存の通過儀礼が欠かせ

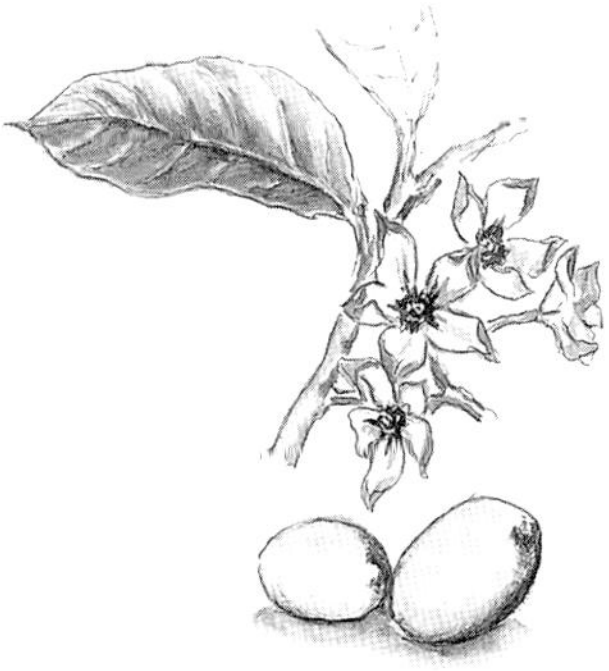

コーラナッツ

なかったのではないか。ヨヒンベの発見はその帰結なのだろう。

しかし、ますます寿命を延ばしている私たちの社会はどうだろう。人生のうちでまぶしいほどの肉体に接している時間はあまりにも少ない。医学は発達し、勃起がどのような機能で起こるかもほぼ解明されている。しかし、一般人が性交時の血圧の変化、脈拍の増加、勃起の速度、精液の量を知って何に役立つというのだろう。

欲情を駆り立てられる肉体にお目にかかる機会もなく、不安を増幅させるような治療薬が頼りの老人社会なのである。それを考えると、かつてのアフリカは何と刺激に満ちていたことだろう。子どもも老人もいやおうなくセックスの強烈な渦に巻き込まれる。想像力など不用だ。本能が突き動かされ、人生の大半が「媚薬」のエネルギーの中にいるのである。

ところが、我々老人社会では、想像力こそが「媚薬」なのである。それは何枚も重ねて着る服のようなもので、取り払ったら寒くなるばかりである。想像力あってこそ、肉体の衰えという「障害」が取り払われ、抑圧から解き放たれ、野獣のように放埒になれるのである。

5

バッカク他

【*Claviceps purpurea*】

自然が生んだ避妊薬——ベラドンナ〜ワタ

人類がいつごろから「望まない妊娠」を意識したのかわからないが、おそらく文明の発達とともに芽生えたのではないか。最も古い記録のひとつは、文明発祥の地メソポタミアに栄えた古代王国アッシリアの法典（紀元前一五〇〇）である。それによれば、もし「女性が故意に中絶したら串刺しの刑に処し、埋葬も許されない。また、男が妊娠している人妻を殴ってその胎児を殺したら死刑に処す」と、残酷な懲罰を課していたのである。

そして、のちの古代エジプトやヨーロッパ、もちろん日本も含む世界中のほとんどの国や

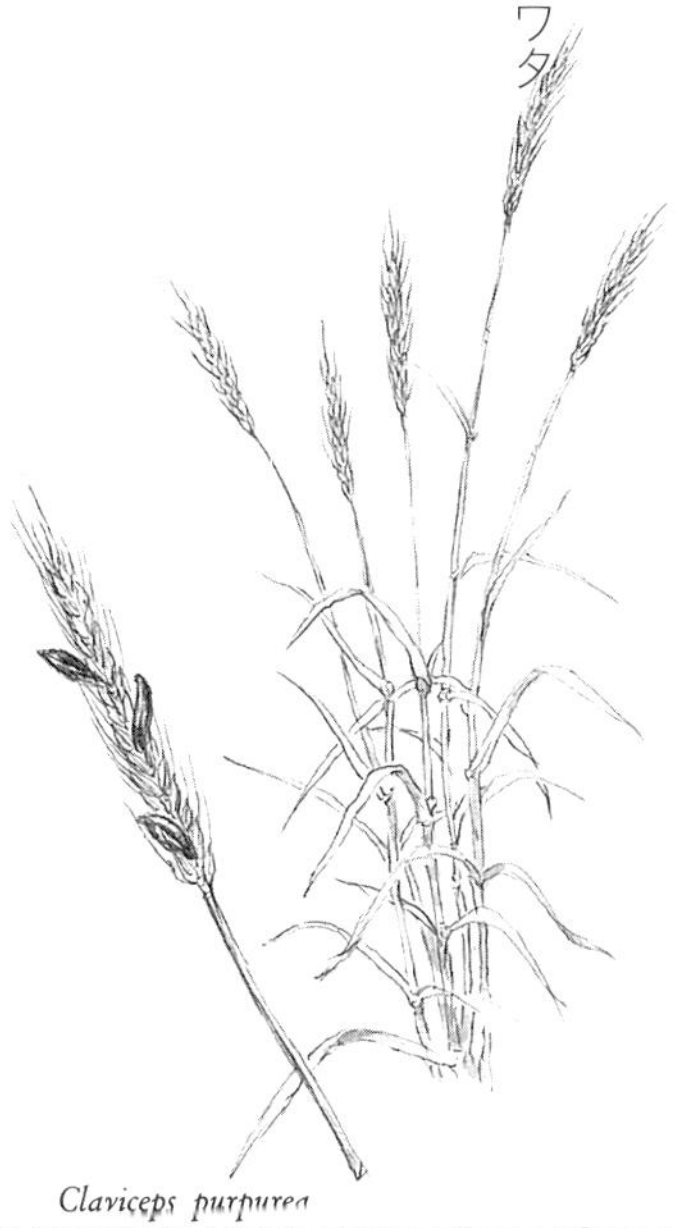

Claviceps purpurea

地域でも、中絶は長いあいだ犯罪とみなされ、厳しい非難を受けてきた。それは国家の思想や倫理、宗教上の問題としてだけでなく、どの時代でもどの社会でも、中絶は看過できないほど広範に行われていたからではないだろうか。国連人口基金（二〇〇四年度）によれば、毎年約四六〇〇万（一日約一二万六〇〇〇）もの人が地球上のどこかで中絶しているのである。日本でも、中絶者は毎年約三〇〇万人といわれ、統計に上らない数を含めると一〇〇万人といわれている。

いまや安全な避妊の手段も情報も簡単に手に入る。避妊用ピルの利用者は、二〇〇〇年には八千一七〇万といわれている、にもかかわらず依然として中絶者があとを絶たない。

では、避妊の方法がまだ成熟していない古い時代は出産をどのように調整していたのかといえば、歴史は空白なのである。裁判などの公文書でさえ中絶についての事例は少なく、実際に葬られた胎児についてはほとんどわからない。ましてや、数知れない効果のなかった試みについては何をかいわんやである。中絶の実態は、生まれなかった子への罪の意識、そして深く傷ついた悲しみとともに沈黙のうちに受け継がれ、葬られてきたのである。

そして、現在でもなお中絶にまつわる物語は古い時代をひきずった闇の奥にある。年間の中絶件数四六〇〇万件のうち、一九〇〇万件もが安全でない方法で行われている（国連人口基金調べ）。多くは、不正入手した薬の不適切な服用、器具を使って引っ張り出したり、古い民間療法による自然の植物の使用などである。このなかで、もっとも興味深いのは「自然の植物」の利用である。というのも、中絶にかかわる伝統的植物の知識にこそ、過去の語られなかった女たちの物語が秘められているからである。また、そうした植物や知識の多くが、現在の重要な医薬品のヒントや原料にもなっており、今後さらに簡単で安全な避妊薬(男女用)の開発に期待が持てるからである。

中絶や避妊にかかわる植物は世界に約四〇〇種あまりあるといわれている。多くは地域の身近な薬草として土地の経験豊富な女性たちによって代々伝えられてきた。古代エジプトでは、ある種のトウシンソウやザクロの皮、ネズの一種などの名前が挙げられている。そして、ヨーロッパで密かに語り継がれ、最近まで使われてきた中絶薬といえば、バッカク、ヘンルーダ、ベラドンナ、メグサハッカ、サビナ、などである。そして、アフリカや南米など熱帯地方では、アフリカン・ペッパー、ワタ、ヤムイモ(七五ページ参照)グリーンハート、オオゴソウ……、挙げたらきりがない。

これらのうち、歴史的に重要な役割を果したり、いまなお影響力が強く、将来の医薬品として注目されている植物を取り上げたのが次の例である。

【バッカク(麦角)】――お産の特効薬

バッカクほど華々しく現代医学界に登場した民間薬も少ない。

バッカクとは、ライ麦などイネ科の植物に寄生するバッカクキンという菌核のことで、麦の穂に、黒い粒をぽつぽつと突き刺すようにつける。ヨーロッパの農民はその存在を古代から知っていたが、長いあいだ麦そのものの病気で人間には影響がないと思い込んでいた。ところが、中世のフランスで怒濤のごとく起こった「風土病」がライ麦パンに含まれたバッカクが原因だとわかったのは、何世紀にもわたっておびただしい犠牲者をだした後のことだった。多くの人が、焼けるような痛みに襲われたり、幻覚を起こして狂ったようになったり、流産したり、四肢に壊疽を起こして、やがては死に至ったのである。

これほどの猛毒に近づくなど身の毛もよだつようだが、ヨーロッパでは昔から「魔女」と呼ばれていた薬草に長けた産婆たちのあいだで、その黒い粒に子宮収縮作用があり、出産時の助けにもなることが知られていたのである。使い方をほんのわずか間違えただけで命取りになるものの、毒と薬は紙一重。一七世紀までにはその正しい用法が確立していたという。産婆たちは、妊婦の陣痛が弱くて長引いているのに子宮口がまだ開ききっておらず、母子共に危険が迫っているときなど、バッカクが子宮を刺激して陣痛を促す作用を利用していた。また、胎児が出たあとでも胎盤が剝がれなかったり、子宮収縮が不十分で大量出血したときなどには、バッカクの子宮収縮作用が胎盤の晩出を助けたり、血塊や異物などを取り除くことを知っていたのである。

しかし、その子宮収縮作用を臨月の前に利用したらどうなるだろう。月満たないうちに陣痛が誘発され、おびただしい出血とともに「胎児が排出される」のではないか。これが人工中絶に利用されるメカニズムである。興味深いのは、こうした古代の産科的利用が、現在の人工中絶やお産の薬物利用とまったく同じ機能を果たしていることである。

現在先進国で広く行われている産科医による中絶の方法は主に二種類あり、そのひとつは鉗子による吸引法で、麻酔をしてから胎児を出すのである。もうひとつが薬物で排出させる方法である。一般的にはプロスタグランディンという、バッカクのように子宮収縮作用のある薬を使う。それでも、子宮に胎盤の一部が残った場合、それを取り除いたり、子宮内出血を抑えるには、いまでもバッカク由来の薬が使われている。（現在、バッカクの利用は胎児の出た後に限られ、その前は禁忌である）

また、同じくバッカク由来の子宮収縮薬・マレイン酸メチルエルゴメトリンという薬剤は、最近、偏頭痛の特効薬としても注目されている。面白いのは、こうしたバッカクの薬理作用が、月経時の子宮と卵巣から発見されたプロスタグランディン（ＰＧ－ＥとＰＧ－Ｆ）の子宮内膜の血管を収縮させたり、大脳皮質の小血管を収縮させて「月経時片頭痛」を起こしたりする作用と同じだということである。つまり、バッカクは、人間や動物が分泌するのと同じホルモン様作用を持っているということである。

話は少々それるが、幻覚剤であるＬＳＤは、出産時の止血剤などをバッカクから開発する過程で偶然に生まれたものである。

バッカクの恐怖が人々の記憶から薄れた二〇世紀、バッカクに「魔女」的興味を持ったひとりの男がいた。A・ホフマンという、スイスの医薬研究所サンド社の化学者である。彼はバッカクアルカロイドのひとつであるエルゴタミンの分析化合物であるリゼルギン酸から、新しい化合物を合成しようとしていた。「分娩促進」や「出血時の止血」に有効な化合物の研究である。ところが、あるとき、手袋もしないでその試薬を扱っているうちに、軽いめまいのような不思議な体験をしたのである。それが、「はげしく刺激的な幻想的な世界」をもたらす、史上もっとも強烈な幻覚剤LSD誕生の瞬間だった。一九三八年のことだった。

バッカクの中毒症状のひとつである「幻覚作用」が、リゼルギン酸にあったのである。

【ベラドンナ】

ほとんどの国や地域が中絶に厳罰を与えたなかで、古代ローマは例外のひとつだった。プラトンはその著『国家』の中で、ソクラテスが、優生学から外れた妊娠の場合はすべて中絶するか、産後直ちに殺すべきと主張したと記している。また、アリストテレスは『政治学』の中で、「胎児」が意思と生命を獲得しないうちは、中絶を合法とすべきだとしている。「意思と生命の獲得」がいつかは意見の分かれるところだが、のちの後継者たちによれば、生後四〇日〜九〇日と考えていたようである。そして、一家族がある程度の数の子どもを得たなら、あとは中絶すべきだとしたのである。

偉大なる哲学者が奨励するのだから、中絶は日常茶飯事に行われただろうし、その方法も研究されていたに違いない。のちの一五〇〇年にわたってヨーロッパの重要な薬学書となったディオスコリデスの『マテリア・メディカ』が出版され、娼婦が町中にあふれていた時代でもある。

そんななかで、活躍した薬草のひとつがナス科植物のベラドンナである。別名を「致死のナス科植物」といわれるほどの猛毒植物である。古代において、ベラドンナのどの部分をどのように使って猛毒を避けながら中絶をしたか詳しいことはわからないが、近代になってからはベラドンナエキスが開発されている。目的はもちろん中絶用のエキスではないが、中絶に厳しい欧米などでは現代でも密かに家で中絶するとき利用されるらしい。

体験者によれば、その反応は非常に速く、またたく間にものすごい痛みが襲ってきて体中が燃えるように熱くなるという。そして、激痛は止んだかと思うと突然またやってきて、果てしなく繰り返され、やがてせん妄状態になって

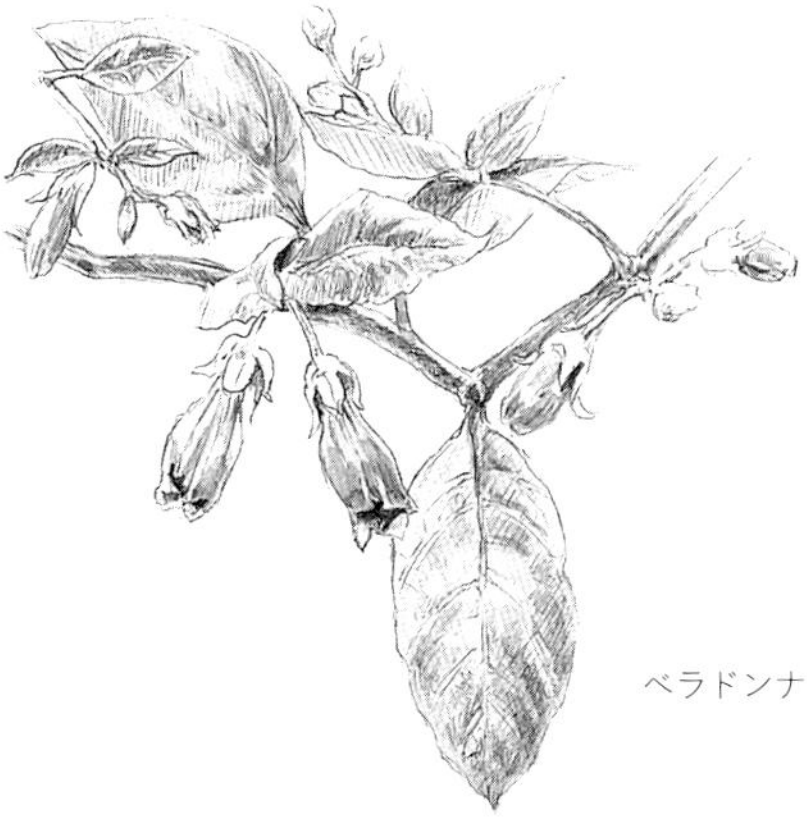

ベラドンナ

Atropa belladonna L.

いく。そして、しばしばもがき苦しみながら死に至ることもあるというのだ。

ベラドンナの毒成分のひとつはアトロピンで、一時的に瞳孔を開きっぱなしにする作用がある。そのため、美しさに憧れる古代ローマの女性たちはこの植物の汁を点眼して目をパッチリさせていた。しかし、誤って死に至る場合もあった。ちなみに、ベラドンナという名前は、bella（美しい）とdonna（貴婦人）というイタリア語が由来である。花言葉は「沈黙」。

ベラドンナにかぎらず、ナス科植物は毒を含むものが多く、日本でもイヌホウズキが民間の中絶薬として利用されていたという。ベラドンナに似た紫がかった黒い実をつけ、夏の終わりに星のような形の花を咲かせる。

また「秋茄子は嫁に食わすな」という諺があるが、たいていの人は、嫁に食わすのはもったいないという嫁いびりに由来すると思っているのではないだろうか。それは、おそらく後世の解釈で、実際は妊娠している女性に流産の恐れがあったからという。貝原益軒の『養生訓』では、「茄子は性寒利、多食すれば必ず腹痛下痢をし、女人はよく子宮を損なう」とある。当時の茄子はいまとは品種も違い、より野生種に近かったのかもしれない。

そして、江戸時代の日本は中絶を厳しく禁じていたにもかかわらず、実際は古代ローマに負けず劣らない「中絶天国」だったといわれている。「間引き」といわれる嬰児殺しや中絶が絶え間なく行われていた。現在に至るまで各地の寺院で「水子供養」が行われているのはその名残りである。

江戸時代の日本には、中条流という産科術があった。かつては名門だったがのちに堕胎で有名になったといわれる、その「中条流産科全書」の処方にナス科植物はないが、水銀、ビンロウジ、薄荷、が記載されている。薄荷はミントのことで、これまたヨーロッパではよく知られた中絶の薬草だったのである。

【メグサハッカ】

ミントの仲間は約四〇種が知られ、ハーブやミント茶でおなじみの種類はペパーミント（セイヨウハッカ）やクールミント（オランダハッカ）である。日本ではニホンハッカと呼ばれる固有種があり、ラベンダーが有名になる前の北海道はハッカの一大生産地だった。江戸時代の中条流がどの種類のハッカを使ったのかわからないが、ヨーロッパで中絶に使われたのはメグサハッカという種類である。英語でペニーロイヤルといい、中絶に寛容だった古代ローマでもよく知られていた。姿かたちはニホンハッカとよく似ており、開いた二枚の葉っぱの中央に、小さな薄紫色の花が寄り添うように集まって咲く。

ヨーロッパにおけるメグサハッカのアンダーグラウ

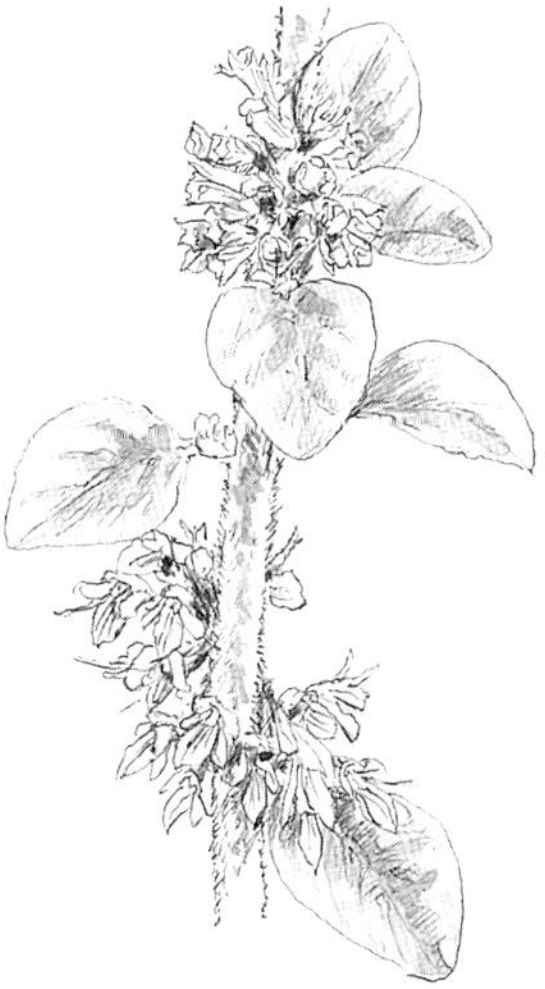

メグサハッカ

Mentha pulegium L.

ンドな利用は、当然のことだが、植民地時代のアメリカにも伝わり、イースト菌と併用するという処方が *King's American Dispensatory* という一八〇〇年代当時の医学事典にまで掲載された。アメリカは現在でも多くの州が中絶を禁止し、大統領選挙のたびに中絶が論争の的になる。そのため、信じがたいことだがいまだに薬草エキスを使った私的な中絶が起こるのである。なかでも、メグサハッカは古い医学事典だけでなく、現在でもその効果を認めている文献が出回っているからだろう。それには「非常に危険」だと大きな赤字がついているものの、望まない妊娠で切羽詰った少女の目にとまるはずがない。

つい最近、コロラド州で二人の若い女性がメグサハッカを飲んで命を落としたという新聞記事があった。それによれば、メグサハッカのエキスで中絶を試みたが、激しい痛みと苦痛に襲われ、医師が到着したときはすでに手遅れで、悶絶のうちに亡くなったという。

メグサハッカのエキスは、お茶として生の葉っぱや乾燥したものを飲むよりずっと強力で、命を落とさなくとも肝臓や腎臓に大きな損傷を与え、のちのちまで後遺症をもたらすという。それほど危険なエキスがなぜ市販されているかといえば、殺虫剤として非常に有効だからである。また、欧米ではペニーロイヤルのハーブティーがどこでも簡単に手に入る。お茶の場合は、妊娠していなければ飲んでも無害だが「君子は危うきに近寄らず」である。

【ヘンルーダ】

ハーブ好きなら誰でも知っているが、黄色い小さな花が群れになって咲き、ちょっと菜の花のようにも見える。近づくとスパイスのような独特な匂いがし、葉は苦く、ちぎるといっそう強く匂う。そのためヨーロッパでは昔から魔よけや虫除けにされていたのだが、「胎児を取り除く」薬草でもあった。それが理由かどうか、英語名のリュウ（Rue）は動詞の「後悔する」という意味でもあり、花言葉も同じである。

シェイクスピアは『ハムレット』の中でこの花の持つ意味と言葉を巧みに引用している。オフィーリアが、ハムレットの母にヘンルーダの花を差し出して言う。

「あなたには悲しみ悔いるヘンルーダを。私にも少しとっておかなければ。これは安息日の慰み草ともいうのよ」

ハムレットの母は、夫である先王を殺して王位を簒奪した男と知りながら、その張本人と再婚した。オフィーリアはその不実な王妃への非難と、オフィーリア自身の運命への嘆きをヘンルーダに込めているのだろう。しかし、私はなぜヘンルーダが「悲しみと後悔」を象徴しているかずっと謎だった。それが解けてひとつにつながったのは、シェイクスピアの生誕地ストラットフォードを訪ねたときである。シェイクスピアの生家の近くには、医師だった娘婿、ジョン・ホールの家もあって、当時の処方箋や薬草書などが展示されている。その処方箋に、妊娠している女性にヘンルーダを使ってはならないと記されていたのだ。さらに、古代からの著名な薬草書が何冊も机上に並べられ、そのどれもがヘンルーダと中絶に関する記述を載せているのである。

たとえば、古代ギリシャ（一世紀）の薬草書『マテリア・メディカ』には、野生種のヘンルーダを服用すれば「月経血を排出させ、胎児を殺す」とある。また、神聖ローマ皇帝マクシミリアン二世の侍医であり、後のライデン大学医学部教授となったトドネウスの『本草書』（一五五四）にも同じ記述が見られる。

そして、その剽窃として有名な『ジェラードの薬草書』もしかり。ジェラードは英国の有名な医師であり植物学者であり、シェイクスピアの親しい友人だった。シェイクスピアの著書にしばしば薬草が登場し、巧みに使いこなされていた背景には、彼の才能に加え、専門的な知識を得られる環境があったからではないか。

オフィーリアがハムレットの母にヘンルーダの花を差し出したとき、その意味するところが「中絶」にあったというのは深読みしすぎだが、シェイクスピアの頭の中には、ヘンルーダが「中絶」を起こさせる薬草であるという知識はあったにちがいない。

女性が中絶をおこなう理由はひとつではない。病気や事故などで母体が危険にさらされていたり、ＨＩＶや重度の遺伝病、レイプや近親相姦、一定の年齢に達していない、未婚、不倫、父親が誰なのか不明、パートナーが賛成しない、離婚、すでに子沢山である、経済的に扶養できない、高齢すぎる、など数え切れない。

ただ、いつの時代も、誰にとっても深い悲しみと「後悔」を伴う行為なのである。

【アフリカン・ペッパー――熱帯の中絶薬】

およそ四〇〇万年前、我々の先祖はアフリカの地で誕生したといわれている。しかし、豊穣であるべきその人類発祥の地はいまや「闇」の中絶が横行し、不毛の地と化している。サハラ以南のアフリカでは、毎年「三万人が中絶で死亡」しているのである。

アフリカのほとんどの国は中絶を認めていない。しかし、望まない妊娠を避けるための教育は立ち遅れ、性行為の主導権を握るのは男たちである。多くの男たちは妊娠を避けるための性交の中断はもちろん、避妊具の使用も拒否し、女たちは従わざるをえない。そのため、望まない妊娠を終わらすには「闇」の堕胎という危険な方法しかないのである。

中絶手段のひとつである薬草類も、その伝統療法の知識も、太古から豊富にあるはずなのだが、繰り返される民族紛争や内戦、独裁政権の虐殺などで、人心も土地も荒廃して散り散りになってしまった。そんななかで注目されるのが、ガーナの国立病院で、アフリカン・ペッパー（*Xylopia aethiopica*）という伝統薬が人工流産に使われたことである。この植物は熱帯アフリカに分布するバンレイシ科の常緑高木で、枝のつけ根に緑色の莢がモンキーバナノのように房をなし、そのずんぐりした莢は熟すと赤く平らになり、黒胡椒のような種子が浮き出てくる。日本人には見慣れない不思議な外見をしているのだ。アフリカの多くの地域では、この莢がまだ緑色のうちに摘んで乾燥させ、それを料理の風味づけや、種子を粉にしてコショウのように使う。アフリカ料理になくてはならないスパイスであり、伝統的な薬草なのである。喘息や解熱をはじめさまざまな症状に使用されるが、分娩を促進したり、人工的に流産を起こさせる婦人科の処方も、民間療法として伝わっていた。ガーナの病院では、アフリカン・ペッパーの根と葉、それにノウゼンカズラ科の一種の葉を煎じたものを混合したのだという。

民間療法を国立病院が採用するのは、アフリカでも珍しいと思うのだが、おそらく長い経験に基づいた用法が定まっていたのだろう。また、政情不安で正規の薬が入手困難だったのかもしれない。一九八五年のことで、数年前に元空軍大尉による軍事クーデター（一九八一年一二月）が起こってまだ混乱期にあった頃である。

しかし、中絶におけるアフリカの混乱が治まったわけではない。むしろ終わりの見えない危機的状況にある。街に

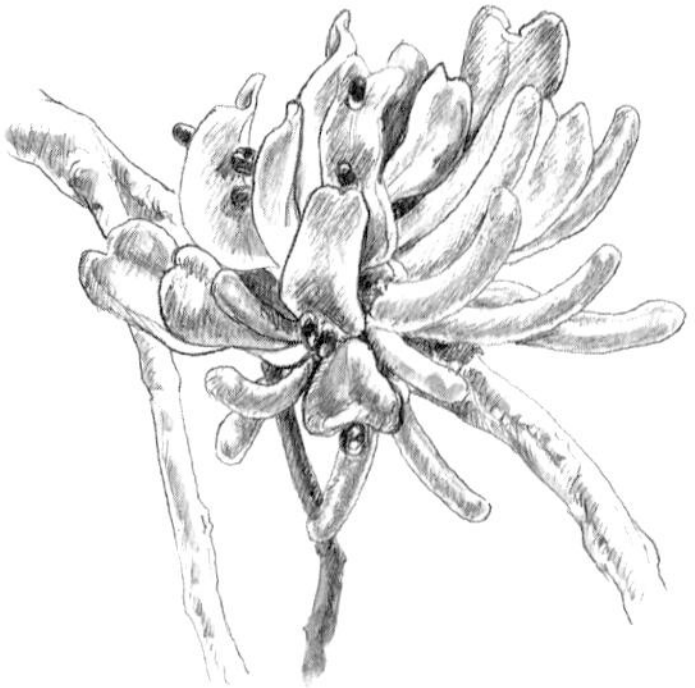

アフリカン・ペッパー

は娼婦たちがあふれ、レイプや暴行も日常茶飯事で、被害者のほとんどは自らを守ることのできない一〇代の少女たちである。望まれない子を宿した彼女たちをさらに惑わすのが、中絶にまつわる迷信や呪術の慣行である（ちなみに、薬草としてのアフリカン・ペッパーは、すでに都市の市場では見られなくなっている）。

さらに跳梁跋扈しているのが、「闇」の産婆や堕胎屋である。彼らの道具といえば、子宮の中に差し入れて胎児を掻き出す細い針や、編み棒、水パイプ、薬草の煎汁などで、技術も知識も不確かなまま、不潔な場所で行われているのだ。いくつか実際の例を挙げてみよう。

◆ケニアの一六歳のある少女はそんな堕胎屋の犠牲者のひとりだった。少女が運ばれた病院の看護婦によれば、その子はすでに敗血症性の昏睡状態に陥っており危篤状態だったという。堕胎屋が誤って子宮と直腸に穴を開けてしまったのである。一命を取り留めたものの子宮は摘出され、一生人工肛門の袋をぶら下げる後遺症が残った。

◆ウガンダの首都カンパラから四〇キロほど行ったキユンガという村に住む少女ユニアが妊娠したのは一四歳のときだった。二〇〇四年一〇月のことである。相手は妻子ある男だった。そして、妊娠七か月目のとき、ユニアは急にひどいケイレンと発作に襲われ昏睡状態に陥った。薬草の煎汁を飲んだ直後である。彼女の祖母によれば、男の妻が嫉妬して呪いをかけて飲ませたという。ことの真実はともかく、ユニアのお腹の子は死亡し、彼女も病院に運ばれたときはすでに手の施しようもなく、子どもの後を追うようにして息絶えたのである。一五歳の誕生日を迎えたばかりだった。

◆ケニアの首都ナイロビに住むマーガレットの母親もまた、「闇」の中絶によって命をなくしたひとりだった。二〇〇一年のことで、マーガレットは一七歳だった。母親が亡くなった数年後、彼女自身も妊娠した。一九歳で未婚だったうえ、相手の男は中絶を求めたが、彼女は生むことにした。そして、男の子を出産した。しかし、その数年後に再び妊娠したときは、生む決心がつかなかった。背中を押したのは従妹で、「闇」の中絶費用八〇ドルを用立ててくれるといい、相手の男もそうしたがったのである。

この話は、二〇〇七年六月二八日、「危険な中絶」についてのフォーラムがケニアで開かれたとき、少女やその家族が涙ながらに告白した一部である。

ケニアは一国だけで、毎年三〇万人が危険な「闇」の中絶を行い、そのうち二六〇〇〇人が命を落としているのである。

アフリカではないが、中央アメリカのニカラグアもまた中絶が禁じられている。二〇〇七年九月に新しく発令された法律はさらに厳しいもので、レイプや性暴行による中絶も許されないのである。

法律発令から一か月も経たない一〇月のことだった。ある一人の少女が「中絶の権利」団体の事務所を訪れた。彼女はおびえ、両手は震えていた。薬物中毒の叔父に犯され妊娠してしまったというのである。しかし、現在の法律では理由は何であろうと中絶は認められない。事務所のスタッフがそのことを告げると、少女はこぶしを握りしめて自分の腹を何度も打ちつけて泣き叫んだ。その数日後、彼女は死体となって発見された。睡眠薬自殺である。

【ワタ―男性用ピルへの期待】

ワタの種子が男性用ピルの開発につながったのは、綿栽培がさかんな中国の江西省でのことだった。かつては陶器で有名な景徳鎮があり、現在は農業の盛んな土地である。一九三〇年代、ここの住民たちは他の地域に比べ出生率が非常に低かった。原因を調べると、彼らは綿実油を食用に使っていたのである。のちにわかったことだが、綿実油にはゴシポールというフェノール物質が含まれ、それが精子の形成に影響を及ぼしていたというのである。

ワタの種子は白いふわふわした綿毛に包まれ、大豆によく似た姿かたちをしている。一七～一三パーセントの油脂と豊富な蛋白質が含まれ、繊維用の綿毛一キログラムに対して、一・六五グラムもの種子がとれるものだから、食用になれば貧しい途上国の何億人もが救えると試算されている。しかし、ゴシポールは毒性物質であり、ワタの種子を食べると、出血性胃腸炎や腎炎などの重篤な中毒症状を引き起こすのである。そのため、綿栽培は貧しい奴隷たちの労働集約的産業としての歴史があるにもかかわらず、昔から食用にされてこなかったのである。しかし、中国の江西省の住民たちは、安価な綿実油を料理に使っていたのだった（最近はゴシポールを無力化した綿実油が開発されている）。

住民の男性たちが不妊になる以外どのような副作用があったかは詳らかではないが、人口抑制政策を進める中国政府にとっては、ヒョウタンから駒のような話であったにちがいない。早速男性用ピルとしての研究が進められた。途上国の人口増加に頭を悩ましていたWHOにとっても渡りに船である。男性用ピルが実現すれば、これまで避妊に苦慮していた女性たちにとっても夢のような薬ではないか。万々歳で各国とともに研究協力してきたのだが、WHOは一九八〇年に突然手を引いてしまった。永久に不妊になってしまうという副作用が発覚したからである。男性ボランティアの確保も困難だった。しかし、中国はゴシポールを有効な男性用避妊薬として今日でも研究開発を続け、一部はすでに商業生産されている（日本では不許可）。

ワタの種子に男性用避妊活性物質があることは、中国の一地方における低出生率がきっかけで発見されたわけだが、アメリカの先住民たちははるか以前からワタを、出産や女性の中絶に使っていた。利用するのは種子ではなく、

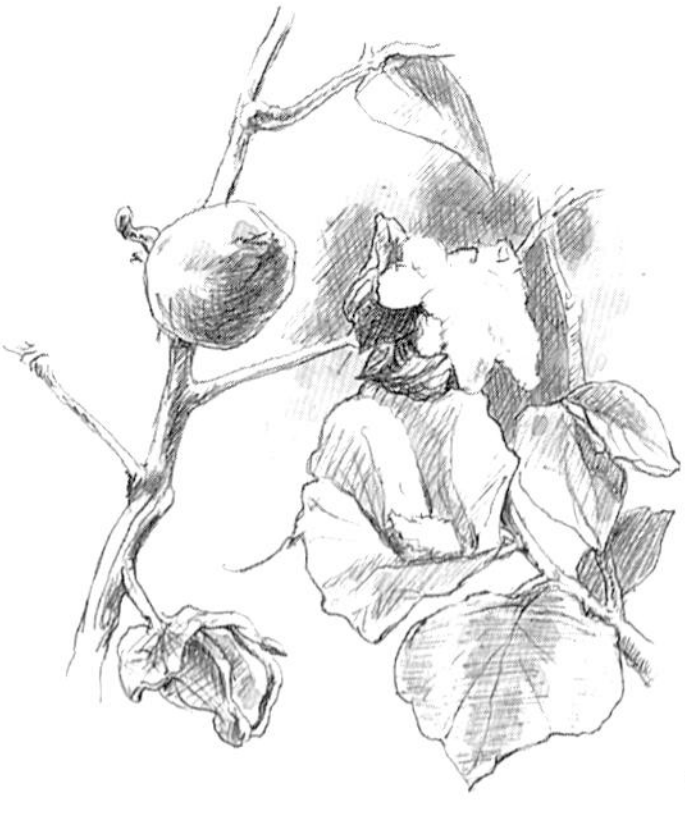

ワタ

根の皮部分である。それには、黄体ホルモンの受容体を妨げる作用があるという。黄体ホルモンは妊娠を維持するのに不可欠なホルモンであり、それが止まると胎児は成長できなくなり、流産してしまうのである。

黄体ホルモンの受容体を妨げる作用があるだけでなく、子宮の収縮を起こさせ、子宮内出血を抑える作用もそなわっているため、出産と中絶の両方の目的に使えるという。男女両方の生殖に関わる成分を秘めた、貴重でまれな植物である。とはいえ、その夢のような作用が処方薬として登場するには、まだ果てしない歳月を必要とするのだろう。

化粧の木、タナカ

【*Murraya paniculata* var.】

「タナカ」といっても、日本人の田中さんとは何の関係もない。日本語ではゲッケツというミカン科の木で、ミャンマーでは「タナカ」と呼ぶ。ミャンマー伝統の天然化粧木なのである。

植物としてはミカン科の灌木で、白い小さな花が房状に咲く。いい匂いのする花で、顔を近づけると、蜂蜜と柑橘類を混ぜたような新鮮な香りが漂う。そのせいか、別名をオレンジジャスミンともいい、東南アジアなどでは生垣や観葉植物にされることが多いのだが、ミャンマーの人々は、「タナカ」の木に肌を守る成分を発見したのだった。

タナカは、美肌、保湿、ニキビだけでなく、強い日差しから肌を守る効果もあるという。使い方は素朴で、小枝をそのまま粉状にして使う。樹木としてはかなり大きくなるのだが、化粧料として使用するのは小さな下生えの小枝に限られる。ただし、樹齢三五年以上たったものでないと本当の効果はないらしい。木の切り口はすべすべして、樹木というより、白粉を固めたようにきめが細かい。それを一〇センチくらいに切り、専用の砥石ですりおろすのである。すると、薄黄色い粉になる。そこに少量の水を混ぜてペースト状にし、頬や鼻筋に塗るのである。愛好者は若い女の子ばかりでなく、子どもから大人まで、男女を問わない。

子どもたちや男性の用途は紫外線から肌を守るためである。そのため、いわば義務のようにぞんざいに塗るのだが、年頃の女の子たちはおしゃれ心のすべてを頬に込める。ぐるぐるの渦巻模様、四角模様を左右の目のほうにちょっとつりあげてみたり、斜めのストライプにしたり、絵文字風だったり、欧米のサッカー・サポーター顔負けの創造力である。また、彼女たちはお互いの顔に塗りあい、そのできばえに頷いたり、笑いこけたりする。その光景は、見ているこちらまでが楽しく、快い。そして、レース模様のかすんだ顔に、民族衣装であるロンジン（布を巻いたロングスカート）をつけた女の子が街をしなしなと歩く姿は、いかにも慎ましやかである。

観光客というのは、その土地の風俗や風習に強く惹かれるもので、私もそのひとりだった。到着したその日から若い女の子たちのメイクに魅せられ、化粧料としてのタナカと、植物体としてのタナカの木を探し始めた。しかし、ヤンゴンのような大都会ではどちらも目にしない。市販されているものは、「タナカ」とラベルされているもののボトルパック。都会の生活では、いちいち天然の木を砥石でおろしていられないのだろう。幸い、ガイドをしてくれた男性が植物に詳しかった。最初の到着地は、「ビルマの竪琴」で有名なバゴーという古代都市である。まったくの偶然だったのだが、その土地こそ「タナカ」の文化遺跡を伝える場所だった。タナカの起源は定かではないが、古くは二〇〇〇年前に遡り、はじめは高貴な女性たちが使用したといわれている。バゴーは、かつてモン族の王国が栄えた都市だが、ビルマ族との繰り返される抗争で支配権が何度も変わっている。そして、紀元一三〇〇年には、大地震で多くの建造物が倒壊したという。そのとき崩れたシェモドーパゴダ遺跡から「タナカ」の小枝をすりおろす円盤状の砥石が発見された。おそらく、当時下ビルマ一帯を支配していたハンタワディ王国の皇女たちの持ち物ではないかといわれている。

その砥石の現物を見ることはできなかったが、仏陀の遺髪が収められているという巨大な黄金の岩《ゴールデンロック》があるチャイティーヨー山の参道で、古代からまったく変わらないという砥石を見つけた。山腹の急な坂道の途中にある店で、さまざまな生薬の液体と一緒に、小さく切りそろえられたタナカの小枝が山積みにされていた。売り場の若い女の子が、タナカの実演をしてくれたのである。彼女は、円盤状の砥石を取り出した。砥石の形に沿って丸くくりぬかれた木製の容器に収められ、竹で編んだ蓋がついていた。まるで、高価な硯のようである。彼女は、タナカの小枝を一本取り出すと、鉛色をした砥石の表面を少量の水で湿らせ、円を描くようにゆっくり動かしていく。やがて、砥石の中にどろっとした液体がファンデーションのようにたまる。伝統的に高貴な子女たちが使っていたせいか、「タナカ」の木から化粧料になるまでの作業は、実におっとりとしている。

店の女の子は、出来たての「タナカ」を指でとると、私の頬に塗ってくれた。炎天下を歩いて火照った頬が、すーっとして、あとは白檀のような香りに包まれた。冷んやりとして気持ちがいい。それは、氷のような冷たさでも、アルコール成分の刺すような刺激の冷たさでもない。肌と心を鎮めるナチュラルコスメなのである。

6 ヤムイモ

植物由来のホルモン源
——更年期サプリメント

【*Dioscorea villosa* L.】

歴史に残る発明や研究というのは、しばしば「天才」と「偶然」の遭遇といわれるが、ピル（経口避妊薬）の開発もまた例外ではなかった。
アメリカで経口避妊薬が認可されたのは一九六〇年のことで、「生みの親」は有機化学者のカール・ジェラッシ、「育ての親」は生理学者のグレゴリー・ピンカスといわれている。ピンカスは避妊が非合法である時代に、史上初めて経口避妊薬の臨床試験を行い、実用化への用量を規格化した。早熟な天才で、一九三四にラビットで試験管ベビーを成功させた。

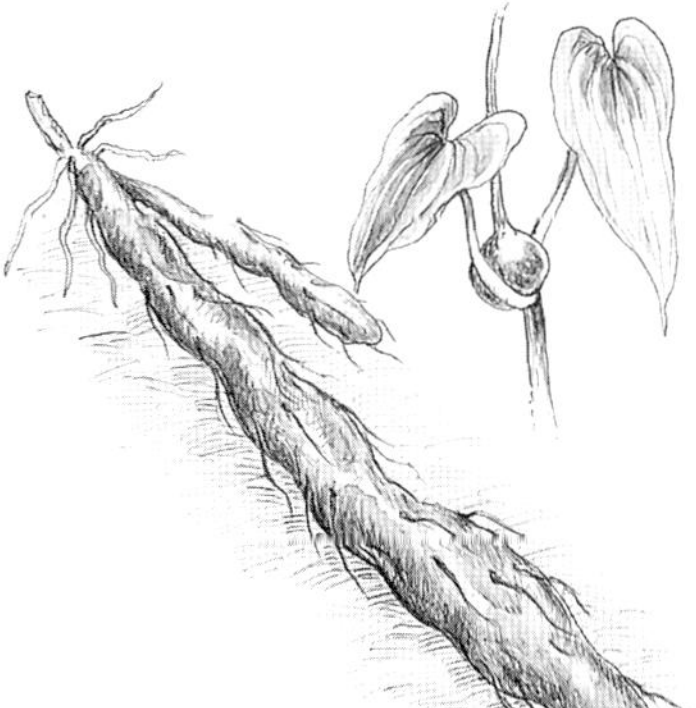

しかし、もうひとり忘れてならない人物がいる。無冠の天才、ラッセル・マーカーという有機化学者である。彼の存在がなければ、ピル開発の歴史は違った道を歩んだにちがいない。彼は、メキシコの野生ヤムイモに動物と同じホルモンの鉱脈を見つけ出し、そこからあらゆる性ホルモンに変換できる前駆物質を取り出した。世界で初めて、汲めども尽きぬホルモンの大量生産を実現した人物である。彼の発見と有機合成の才能なくして、経口避妊薬はおろか、現在のホルモン補充療法など、ステロイド薬物にかかわるすべての医療はずいぶん回り道をしたのではないか。彼こそ、経口避妊薬の開発に嚆矢を放った人物である。その栄誉がジェラッシやピンカスと共に与えられなかったのは、決して悔い改めることのない、彼の反逆精神の故だった。

マーカーは、一九〇二年にアメリカ・メリーランド州で農家の子として生まれた。貧しかったが、母親の勧めもあって地元のメリーランド大学に入り、博士課程まで進んだ。たったの一年で博士論文を終えるほどの秀才ぶりである。しかし、これで博士号取得というときになって、もう一科目必須だからあと一年残れといわれ、かちんときた。彼としては、必要な科目はすでに履修してきたという自負があった。そして、これ以上留まるのは時間の無駄だと、大学を飛び出してしまったのである。この、たけだけしく、短気で手に負えない、少年のような心こそ、生涯にわたって抵抗と逆境を招く前兆だった。

その後、彼は、ロックフェラー研究所に雇われることになる。しかし、そこでも上司と対立して飛び出すことになった。博士号もないのに名門研究所に入れたのは、ひとえに化学合成を魔術師のようにやってのける、そのずば抜けた才能故である。大量の論文を発表して、それなりの待遇も受けた。しかし、やがて彼はそれまでの研究分野に飽き足らず、ステロイドに興味を持ちはじめた。植物から性ホルモンを合成する研究に惹かれたのである。しかし、上司は認めなかった。ロックフェラーの薬理部門やハーバードの大物学者が、植物からのステロイドホルモンの合成は不可能だとすでに「決定」を下していたからである。さらに植物は彼の所属する化学部門ではなく薬理の領域だった。権威の「決定」に逆らってまではかの領域を侵すなどまかりならぬというのが上司の理由であった。当時のホルモン研究といえば、もっぱら動物に由来するホルモンが中心だった。植物から動物と同じホルモンを取り出すなど論外だった。上司が許可しないのも無理はない。しかし、未知の領域だからこそマーカーは挑戦したかったのである。彼は権威の「決定」など歯牙にもかけなかった。

とはいえ、比較的研究が進んでいる動物由来のホルモンでさえ、その構造決定は困難をきわめていた。のちに、牛の副腎からコーチゾンを抽出するのに成功してノーベル賞を受賞した生理学者のエドワード・ケンダルでさえ、その成功への道のりは並大抵の苦労ではなかった。彼がコーチゾンの合成に成功したのは、最初の抽出から一二年もの歳月を経た一九四八年になってからで、それも、他の著名な研究者三人との共同研究である。マーカーの上司にとって、植物由来の性ホルモン合成など無謀以外の何ものでもなかっただろう。

マーカーはロックフェラー研究所を去ることにした。一九三四年、まだケンダルが牛の副腎からコーチゾン抽出に成功する二年も前のことである。コーチゾンは副腎皮質から得られるホルモンで、女性ホルモンのエストロゲン（卵胞ホルモン）やプロゲステロン（黄体ホルモン）、男性ホルモンのテストステロンなどとともに、ステロイドホルモンの仲間である。これらは互いに共通の仕組みを持っており、一九三〇年当時は医療への道筋もまだ手探り状態だった。しかし、マーカーにはステロイドホルモンの医療利用が爆発的に起こるという予感があったのだろう。彼の先見性は当たり、のちにさまざまな疾病に奇跡的な効果をあげることになった。アジソン病（慢性副腎皮質機能低下症）はじめ、慢性流産の防止やリューマチ、白血病、心臓疾患、ヒフ病など、多くの症状が改善されたため「魔法の薬」ともてはやされ、需要は一挙に高まった。

とはいえ、ステロイドホルモンは人間を含む哺乳類の精巣や卵巣、副腎といった内分泌器官からほんのわずかしか分泌されない。そこから抽出する以外に性ホルモンを入手する方法はなく、抽出には大量の動物が必要とされた。ちなみに、五〇ミリグラムのエストロゲンを得るのに、五万頭ものメス豚を要したという。さらに、複雑で難しい何十もの化学的工程をへなければならず、ステロイド薬物は純金よりも高価で重要だった。一九三八年当時、コーチゾン一グラムが一〇〇〇ドルもしたのである。安価に大量に得られる原料の開発は急務であり、製薬会社や各研究機関の国際競争は激化の一途をたどった。ステロイドの大量生産。それは世界中の悲願であり、巨大な富の約束だったのである。

世界中の製薬会社が屠殺場と化しているとき、マーカーは植物からのホルモン合成に執着した。生体原料からの生成では生産に限界があると見込んでいたのである。ロックフェラーの高給を投げ捨て、半分以下の給料でペンシルヴァニア大学に移った。

それまでも、植物由来のステロイド成分の研究がないわけではなかった。というより、世界中が血眼になって探していたが、それは挫折につぐ挫折の歴史だったのである。

たとえば、アフリカのストロファンツスという、原住民が矢毒に使っていたキョウチクトウ科の種子からは、一九二九年に、サルメントゲニンという成分が抽出された。これは、コーチゾンに転換されるサポゲニンの一種で、非常に有望視された。そのため、政府をあげて大探検隊を組み、さまざまな分野からなる研究者がアフリカに送り込まれた。しかし、種子に含まれる目的の成分はあまりにも微量で、話にならなかったのである。

南米産のサルトリイバラの一種も、また希望の星として注目された植物だった。サルササポゲニンという物質が含まれ、何人かの著名な研究者がすでにその化学構造を発表していた。しかし、その構造はステロイド骨格から枝分かれしている側鎖という、化学的に強固な炭素鎖がくっついていた。マーカーは、ステロイドホルモンの合成への一歩はその側鎖を切り離すことが不可欠と考えたが、それは大権威にして「不可能」と「決定済」だったのである。

しかし、マーカーは入念な実験を繰り返し、ついにその「側鎖」を分解して、見事に覆した。それは、のちにマーカー式「分解法」として化学史に残る大発明だった。一九三九年のことである。プロゲステロンの合成に王手をかけたのだった。プロゲステロンは黄体ホルモンといわれ、卵巣中にある黄体や妊娠時の胎盤から分泌され、尿や血液の中に検出される。存在が発見されたのは一九三四年だった。

かつて、マーカーは馬の尿から三五グラムのこのプロゲステロンを合成した経験がある。その量は、これまでの誰よりも最大で、一グラム一〇〇〇ドルの買い手がついた。そして、今度はそれを植物から合成することに成功したのである。しかし、原料になるサルトリイバラ属の植物はメキシコの一部の地域にしか生育しておらず、有効成分の含有量が量産には十分ではなかった。

マーカーは見込みのありそうな植物を片っ端から調べあげた。そして、世界中の文献も精査した。そこに日本の文献も含まれていたのであろう。実は、日本は一九〇四年にすでに、京都帝国大学医学部の助手だった本田重次郎という薬学者が、オニドコロというヤマイモの一種からサポニン（サポゲニンに糖類が結合したもの）を単離して、その構造をドイツの薬学誌に発表していたのである。さらに、その研究を引き継いだ研究者たちが、一九三四年にサポゲニンを単離してジオスゲニンと名づけていた。マーカーは、その研究者のひとりである金沢医科大学付属薬学部の塚本赳夫からジオスゲニンの粗製を入手した。そして、サルトリイバラと同じように「マーカー式分解法」を使ってプロゲステロンを合成するのに成功し、ジオスゲニンのほうがより効率的であることを発見したのである。この成功によって、ステロイドホルモンの量産への道が一挙に開けた。そして、ジオスゲニンを大量に含む植物探索の旅が始まったのである。

決定的瞬間がおとずれたのは、一九四一年のことだった。テキサスの植物学者の家にいたときのこと、マーカーがたまたま本棚の一冊を手にとってパラパラと見ていると、突然、巨大なヤムイモの写真が飛び込んできた。その不可思議な黒い塊が天啓のように彼の目をとらえたのである。メキシコの野生種で、地元の言葉で「カベサ・デ・ネグロ（黒い塊茎）」とあった。学名は *Dioscorea villosa*。地下の塊茎はねじれ、現地語どおり黒い塊であるが、マーカーにとっては金の塊だったであろう。これこそ彼が探し求めていた植物である。彼は、ヤムイモがプロゲステロンとして安価に大量生産できる供給源になるだろうという確信とともに旅立った。

自生地はメキシコの山奥である。彼が現地に向かったのは折りしも第二次世界大戦中で、メキシコは中立国だが穏やかな環境ではなかった。大使館からは止められ、言葉もわからなかったが、頭の中は「ヤムイモ」のことしかなかった。そして、ついに一個が二二キロもある巨大な塊茎を持ち帰るのに成功したのである。予想通り、プロゲステロン合成に十分満足できる量のジオスゲニンが得られた。

大量生産の可能性を確信した彼は、残った塊茎をパーク・ディビス社に持ち込んで、同じ実験をして見せた。そこは、長年マーカーの研究に資金を提供してくれたスポンサー企業である。マーカーは、ステロイドホルモンの生産会社をベンチャーで立ち上げようと提案する。しかし、当時のアメリカにとってメキシコは「冗談」でしかなかった。他のいくつもの企業にも足を運んだが、マーカーの計画の向こうに歴史の扉が開かれようとしていることを読み取る経営者はひとりもいなかった。ことごとく門戸を閉ざしたのである。

頼れるのは自分自身しかいない。彼は貯金をはたき、再びメキシコに向かった。そこで一〇トンもの塊茎を手に入れる。簡単な抽出装置を持つ場所を探し、現地で粗製の抽出物を作るやアメリカに持ち帰った。彼は友人の実験施設を借り、そこで持ち帰った抽出物から三キロものプロゲステロンを合成した。世界中でこれまでに生産された最大規模の量である。当時の常識では信じがたいことだった。一グラム八〇ドルの値打ちがあった。彼は、その三分の一である一キロをラボの使用料として友人に渡し、残る二キロを新天地の事業資金として手元に残すことにした。


世紀に残る偉大な仕事を成し遂げたにもかかわらず、マーカーは非常に現実的だった。メキシコで外国人が事業を起こすには、政府の許可を取るのがきわめて厄介だったため、最初はパートナー探しから始めた。電話帳で、「ラボラトリス・ホルモナ」というホルモン製品の製造・販売を手がける会社を見つけるや、すぐに電話した。そこは、ハンガリー人のエメリック・ソムロという経営担当の男と、ドイツ人化学者のフェデリーコ・ノーマンと二人で始めた会社である。ノーマンは同業者のマーカーのことは耳にして知っていた。マーカーはこれまでに膨大な量の論文を発表していたからである。

そのため、事業話はとんとん拍子で進んだ。五二パーセントがソムロ、八パーセントがノーマン、マーカーは二キロのプロゲステロンの現物とその製造ノウハウを提供するということで四〇パーセントと、各々の取り分が決められた。新会社はシンテックスと命名された。

当時、マーカーは博士号を有していないにもかかわらずペンシルヴァニア大学の教授職についていた。実力でもぎ取った地位だった。しかし、それを投げ出すことに何の躊躇もなかった。一九四三年の一二月一日付けで辞職することにし、スポンサーだったパーク・ディビス社には、自分が残した数々の業績や発明に対する特許はその辞任日までなら申請書に署名する旨、事前通告していた。しかし、パーク・ディビス社が彼に署名を求めてきたのは、翌年の四月である。マーカーは約束だからと署名を頑なに拒んだ。そして、自分自身のためにも特許申請しなかった。つまり、法的保護の放棄であり、彼の化学的発明を誰もが自由に使えることを意味した。のちに禍根を残すことになるのだが、彼は振り向くことを知らない。

新会社が稼動すると、マーカーはプロゲステロンの生産に没頭した。助手は素人のメキシコ人女性が四人だけという頼りなさだが、マーカーの仕事ぶりは驚異的だった。プロゲステロンのほかにも、男性ホルモンのテストステロン、コーチゾン（コルチコステロイド）など、次々と合成ホルモンを作り出すのに成功していった。

新会社は、最初の数か月のうちにプロゲステロンを一グラム五〇ドルで売り出した。滑り出しは順調で、莫大な利益は約束されたも同然だった。しかし、蜜月は一年も続かなかった。報酬をめぐり仲間割れが起こったのである。マーカーによれば働けど報酬はなく、経営側によれば経費がかさんで利益が出ないというが、真相は藪の中である。マーカーは、プロゲステロン合成に欠かせない、最も秘密で重要な製造工程とともにシンテックス社を去った。残された二人の経営者は生産停止に追い込まれ、マーカーの後釜探しにやっきになったのはいうまでもない。

マーカーはといえば、メキシコ市郊外にボタニカ・メヒという新会社を設立した。お粗末な実験室とシンテックス社で一緒だった助手たちと、すぐにステロイドホルモンの生産を始めた。何種類ものヤムイモを試し、カベサ・デ・ネグロの五倍も含有量が高い種類も発見した。一九四五年のことである。しかし、翌年には中止に追い込まれた。たったの八か月の操業である。助手たちへの嫌がらせや暴行が次々と起こったからである。会社への裁判も起こされた。何者かによる執拗な妨害が繰り返され、最後にはヤムイモを供給してくれていたオリサバの男までが殺された。マーカーが言葉もわからず単身メキシコの山奥に分け入った一九四二年、巨大なカベサ・デ・ネグロを見つけてマーカーを感動させた男である。

マーカーは会社の所有権と製造工程をメキシコのゴールデン・リチャーという会社に売りはらい、化学の世界と永遠に決別した。消息は途絶えてしまった。


マーカーの運命とは裏腹に、その後のシンテックス社は隆盛をきわめた。後釜にはキューバに亡命していたハンガリー人化学者が雇われた。彼の仕事は、マーカーの残したミッシングリンクを繋げることと、それを生産ラインに乗せることだった。悪戦苦闘の末、彼はついにプロゲステロンの合成に成功する。天才マーカーに追いつくにはまだ道のりは遠かったが、世界市場に打って出るには十分だった。シンテックスのプロゲステロンは国際価格に驚異的な価格破壊を起こすことになったのである。四五〇グラムのプロゲステロンに必要な原料のヤムイモはたったの数個でしかない。先進国のどこもが、「冗談」としか考えなかったメキシコのちっぽけな企業のはるか後方にまわった。彼らはまだ、何百万頭ものメス豚と格闘していたのである。

シンテックス社はさぞ得意満面だったことだろう。成功を確信したハンガリー人化学者は、旧約聖書の一説をもじって自慢した。「アダムの試験からイブが生まれた」のだと。とはいえ、彼がマーカーのミッシングリンクを完全につなぐには、まだしばらくの時間と助っ人が必要だった。そのひとりが、のちにピルの「生みの親」といわれるジェラッシである。一九五一年、アメリカからリクルートされてきたのである。同じ年、ミラモンテスという大学院生も加わったチームは重要な開発をした。プロゲステロンが排卵を抑制することはすでにわかっていた。しかし、経口では活性を失ってしまうのだ。ところが、彼らは経口でも効果のあるノルエチステロンという物質の合成に成功したのである。

経口避妊薬の誕生である。ついにマーカーを超えたのだった。世界規模の製薬会社が膝を屈し、製造ライセンスを求めてきた。巨額のライセンス料が提示された。

「マーカー分解法」は、無特許だったために誰もが自由に使えた。ピンカスの臨床実験を可能にし、ピルの実用化に道をひらいたのも、マーカーの土台があったからこそ可能だったのである。ピル開発にたずさわった多くの人々が栄光に輝き、企業の懐は潤った。

ひとり取り残されたのはマーカーである。しかし、輝きを失ったわけではない。マーカーはメキシコで銀の美術品のレプリカ製造をし、ひと財産を築いていたのである。そして、晩年になってから彼の業績が化学界で再評価されることになる。しかし、再び姿を現した彼からは、常人を超えてなおかきたてられる「反逆」の精神は消えていた。砂をけって飛び出した母校の名誉博士号をはじめ、化学界からの栄誉のすべてを甘んじて受けたのだった。

7 エキナセア

【*Echinacea purpurea* (L.) Moench.】

先住民の風邪薬
——エキナセアのお茶はいかが

イギリスの有名な医学雑誌『ランセット』（二〇〇四年七月）によれば、エキナセアのサプリメントを飲むと、風邪をひく確率は五八パーセント低くなり、ビタミンCを併用すればさらに八六パーセントも低くなるという。

キク科のエキナセアは、北米インディアンが万能薬とし、そして生薬後進国アメリカにおいて珍しく世界的な脚光を浴びた生薬のひとつである。そして、エキナセア製品（エキス、サプリメント、軟膏、のど飴、お茶……etc）は、現在、アメリカのドラッグストアで最も売り

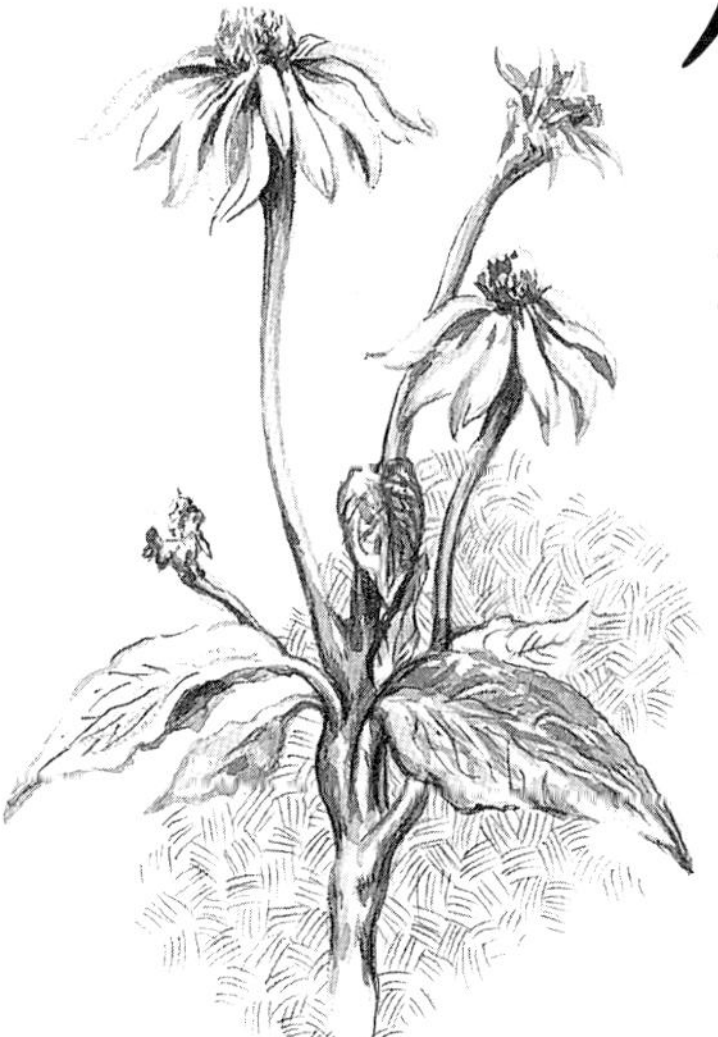

Echinacea purpurea (L.) Moench.

上げが高いひとつだ。しかし、それらの製品は、おもにドイツの科学者による半世紀にわたる研究の成果なのである。ドイツは薬草療法に長い歴史をもっている。原産地アメリカではせいぜい「インディアンの蛇の毒消し」くらいにしか思われていなかったエキナセアを、免疫系全般に作用する免疫促進剤として、病気への抵抗力を高める究極のハーブとしての位置に高めたのだった。

私がエキナセアの名前を初めて知ったのは、一九八〇年代で、サンフランシスコにある風変わりなスーパーマーケットだった。当時としては最先端の環境型の店で、生鮮食品はもちろん、食用油、小麦粉、マカロニ、コーヒーなど、すべてが量り売りだった。客は好きなものを好きなだけ透明ビニール袋（有料）に詰め、結んだひもに自分で商品名を記入する、いわば自己申告で買う仕組みになっていた。オーガニックは当たり前。どれも透明な容器に入って品質が一目でわかるだけでなく、産地や製造法も詳しく書かれている。種類も豊富だった。

五〇種類はあろうお茶の並んだ棚までくると、一緒にいた友人が「これ、風邪気味のときにすごくいいから」と、薦めてくれたのがエキナセアのお茶だった。お茶といっても、根を砕いただけの粉っぽい薄茶色をしている。ガラス瓶のふたを開けると、変わった匂いが鼻についた。コルクのように味気ないなかに、地中のカビと、かすかな甘い芳香が入り混じったような、なんとも形容しがたい匂いである。お茶にしたらまずくて飲めないのではないか。

少々不安に思いながら袋に詰め、ECHINACEA（エキナセア）と、聞きなれない名前を袋のひもに写しとった。それが、このお茶の元になった植物の属名で、免疫力を高める自然の恵みがつまっていると知ったのはずっとあとになってからだ。

ありがたみが身にしみたのは、風邪でのどがヒーヒーするときだった。ああ、そうだ、あれがあると軽い気持ちで飲んでみると、最初の印象はどこへやら、匂いはまったく気にならなかった。それより、冷たい空気が入り込むたびにあった、のどから胸のあたりのいがらっぽさがやわらいで、みるみる楽になった。息をするとき苦しかった呼吸器が自由になるだけでなく、「すごく気持ちがよくなる」のを実感したのである。そのため、一時は周囲に風邪気味の人間がいればだれかれかまわず薦めたものである。

しかし、不思議なのはまったく健康なときに飲むと、うつろな味がすることだった。何かおかしい。乾燥した根を砕いたままのエキナセアを指でそっとつまみ、かじってみると、ピリッとした辛らつさが舌を刺し、後から酸っぱいものがこみ上げてきた。前に飲んだときあれほど快かったのに、いったい何があったのか。不安がよぎった。もしかしたら古くなって変質してしまったのだろうか。焦燥感とともに、私におしつけられてエキナセア茶を飲んだであろう友人たちの顔が浮んできた。

すぐに、日ごろ懇意にしていただいている薬学部の教授に電話した。というのも、問題のエキナセアはその教授に頼んでカナダの薬種会社から取り寄せたものだからだった。名高い業者で、ほとんどが研究用の生薬を扱っている。しかし、万一ということもある。

「そんなはずはないよ」というのが教授の第一声だった。

「あれは、エキナセア・プルプレアという種類で、そのなかでも一級品のはずだよ。僕のところでも同じもので成分抽出の実験をやっているけど、問題があるなんて聞いてないなあ」

と、のんびりしたものだった。

「でも、ひどい味ですよ。前はあれほど気持ちのいい味がしたのになぜです？」

「それが本物の証拠だよ。生でかじったのか？　酸っぱくてひりひり辛い味がしただろ？」

「はあ……」

「しかし、お茶にするとそれほどいやな味はしない。具合の悪いときだと、それがむしろ快く感じる。よくできているね。健康食品でなくて薬だからね」

教授は、私の不当な文句にも柳に風と、いつものおだやかな声で答え、「乱用はいけないよ、薬だからね」と、付け加えた。

なるほど、生薬とはまさに生きている薬で、相手も相手なりにこちらの体調をおしはかっているのかと、妙に納得した。


エキナセア属は、北米原産で約九種類が知られている。なかでも、「抗炎症作用や、免疫機能を活性化する」などと、ヨーロッパで最も研究されたのがエキナセア・プルプレアという種類だ。姿かたちはキクによく似ている。ピンクに近い紫色をした長い花びらが下向きに思いっきりそり返っているのがおもしろい。名前の由来は、中心の花頭（総包）がプツプツとげ状に密集している様子から、ウニやハリネズミを意味するギリシャ語のエキノスが語源といわれている。しかし、それは後年の分類学者が命名したいわば植物学的名前で、エキナセアを最初に発見し、先祖代々から薬草にしていた北米インディアンの各部族はもちろん自前の名前を持っている。

たとえば、ポニー族は花がキノコに似ていると思ったのか、キノコの薬という意味のsaparidukahtsと呼んでいた。この花をドライフラワーにして髪をとかしていた部族の間では、櫛の植物を意味する名前がつけられたという。ダコタ族は、鞭の植物を意味するicha-kipe-hu、というように、部族により、あるいは親しみ方によりさまざまな名前がつけられた。

彼らはおもにロッキー山脈の東、アメリカとカナダにまたがる大草原に住む北米インディアンで、エキナセアを多くの医療目的に使ってきた。彼らがこの植物とどう向き合い、病んだ肉体を癒してきたかというのは居留地に住んで以降のものしかわからないが、胃けいれん、湿疹、風邪によるのどの痛み、歯痛、やけどの手当て、蛇にかまれたときや蜂に刺されたときの解毒、はてはガンに至るまで、ほかのどの薬草よりも重要視していたという。ある部族は咳やのどの痛みに、根を噛んでその汁が唾液と一緒にのどに流れ込むようにした。あごのリンパ腺がおたふく風邪のようにはれたときは、根を浸出させたものを患部に貼った。やけどや傷には根のしぼり汁を用いた、と世界初の民族植物学研究所を設立したメルビン・ギルモアは述べている。

こんにち、エキナセアは北米の薬用植物学史上最も重要な薬草のひとつといわれているが、アメリカ大陸にわたったヨーロッパからの移民たちは、先住民であるインディアンたちの知恵を少々あなどっていた。彼らは先住民から多くの教えを授けられたにもかかわらず、せいぜい馬の傷の手当てに使ったくらいで、一九世紀後半までほとんど顧みなかった。生薬の研究への投資はわずかで、一八八一年の処方薬の売り上げは八〇億ドル以上あったにもかかわらず、植物由来の新薬開発はわずか二〇万ドルだったという。多くの新薬がそうであったように、この薬草も初めは、怪しげだが目先の利いた人間に見出され、ドル箱市場へと送り出されたのだった。

一九世紀、アメリカの医学界はおそろしく不安定だった。そのため、ニセ医者が横行する土壌もあった。ネブラスカに住んでいたH・C・F・メイヤーもそんなひとりで、エキナセアを最初に商品化して売った男だった。エキナセアの根にホップやヨモギを混ぜ、「メイヤーの浄血剤」と称し、恥ずかしいほど誇張した能書きを付けて一六年間も商売してきた。しかし、彼はエキナセアのどの種類にどのような薬効があるかなど、植物学的分類はもちろん、薬学的なことについてもまったく無知だった。ただエキナセアの神秘にひかれ、人一倍強く信じる感受性というものがあった。そして、商売上からも、なんらかの医学的権威が必要だと感じていたらしい。

彼はご自慢の「秘薬」と、自分が使っているエキナセアの根をシンシナティーに住む二人の人物に送った。ひとりは、ジョン・キング（一八一三―一八九三）。通常の医療よりも、植物療法を押し進める折衷派の医師で、『アメリカ合衆国折衷派薬局方解釈』を出版している。

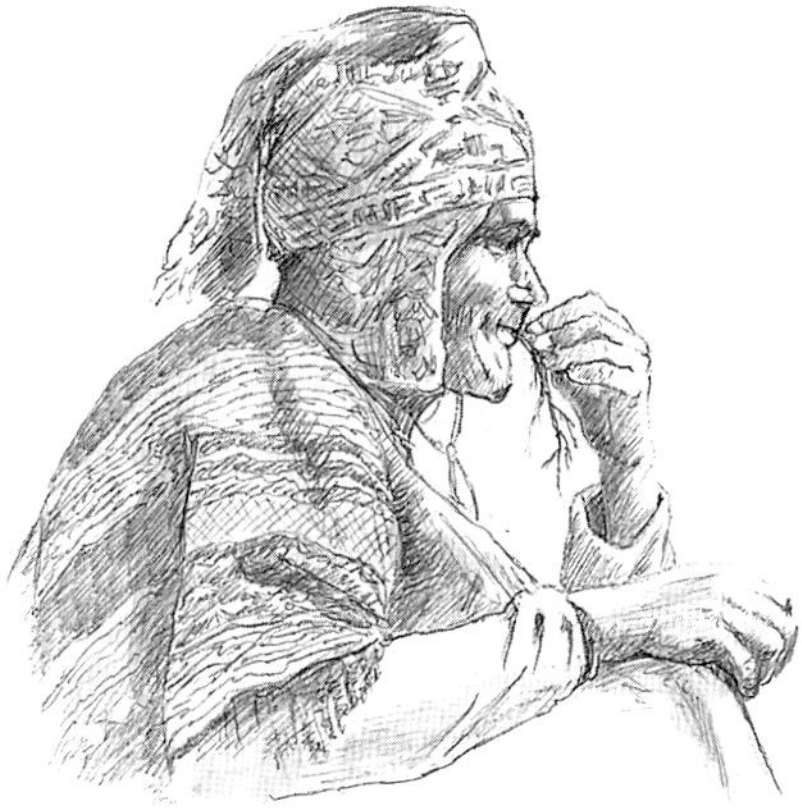
エキナセアの根を噛む

もうひとりは、ジョン・ユリ・ロイド（一八四九―一九三六）。アメリカ原産の薬用植物で製薬開発をし、「アメリカン・マテリア・メディカの父」といわれた人物である。

当然のことだが、二人はメイヤーの「浄血剤」にもエキナセアについても懐疑的だった。それでも、ロイドは実験に使うための処方見本を作り、キング医師に送った。

「これも効能が不明瞭なままで終わるのだろう」と、ロイドはそれきりエキナセアのことを忘れ去り、まもなくその言葉を撤回することになるとは夢にも思わなかった。

「いまになって振り返ってみると、自分はどうしようもないほど保守的だった。効果があるとの報告を受けたあとでも、しばらくはエキナセア製剤の発売に反対していたのだから……」。そして、この薬剤が世に出るのを遅らせたことに自責の念を覚えると、のちに述べている。

ロイドの気持ちを変えたのは、キング夫人の臨床体験をまのあたりにしたことだった。キング医師の妻は何年間もガンを患っており、さまざまな薬剤を試みたが、唯一症状を緩和したのは最後に試みたエキナセアだけだった。彼女は、「エキナセアを飲んでいるときだけが楽になる。やめるとまた辛くなる」と、ロイドにいったという。

キング医師のお墨つきをもらったニセ医者メイヤーは、当然のことながらしてやったりとニンマリしたことだろう。自家製「浄血剤」の広告はより誇張され、過激になった。チフスからマラリア、狂犬病、潰瘍、梅毒、ガラガラヘビの毒消しなど、ありったけの病状を並べたてて効能をうたった。しかし、その誇大広告がエキナセアの真の価値を曇らせてしまったのである。

薬草療法の医師たちからはエキナセア治療の成功例が報告され、もてはやされるようになったものの、多くはなお懐疑的だった。ひとつは、ほとんどすべての病気を治すなど、ありえない過大評価が逆に怪しまれ、実際の効果までおとしめられてしまったことと、メイヤー個人に対する偏見だった。彼は正規の医学教育を受けておらず、独学で医者になったため信用されていなかった。といっても、一九世紀末のアメリカの医療水準ときたら競争心とプフイドばかり高く、実際にやっていることといえば、瀉血や水銀療法などお寒いかぎりだったから、メイヤーを非難できる立場になかったのである。では、キング医師はどうか。ウースター・ビーチーズ・リフォームド医科大学を卒業した正規の医師で、一九歳のときすでに五か国語に精通していたという秀才である。その彼でさえ、「薬草療法の医師」として偏見の目でみられていた。

そして米国医学協会の薬学・科学評議会は一九〇九年、エキナセアに死亡宣言を下してしまう。「価値がないと考えられるエキナセア」という刺激的な題の記事が会報に載せられた。効能の根拠が無名の者たちによる臨床実験でしかない。科学的な裏づけがないからには、これ以上検討する価値はない。という内容で、ほかの権威的機関からもエキナセアに否定的な研究発表がなされるようになった。「エキナセアには、植物界が生んだ最高の免疫剤という役割が運命づけられている。活力を維持させ、体の防御力を整える薬として使われるようになるだろう」という、少数派の声はかき消されてしまった。あとは民間薬としてほそぼそと生きるほかなく、一九三〇年代にはまったく顧みられなくなった。アメリカにおけるエキナセアの開発研究の道は閉ざされたのだった。

いっぽう、ヨーロッパではまったく違っていた。そのころ、フランスでもドイツでも薬草への関心は非常に高かった。ドイツの医師だったゲルハルト・マダウスは、エキナセアの可能性に目をつけ、自分の製薬会社であるマダウス社で栽培しようとアメリカへ渡り、種子を入手した。系統立てた研究の始まりだった。そして、一九五二年、エキナセア・プルプレアから実験用の濃縮エキスが抽出され、エキナシンと名づけられた。以後、ヨーロッパの研究ではほとんどマダウス社の生物学研究所が生んだエキナシンが活躍することになった。

傷ややけどなどの治癒力はかなり早い段階から多くの研究者によって証明されたが、最も衝撃だったのは、エキナシンがウイルスによって引き起こされる潰瘍（水疱性口内炎）や、インフルエンザやヘルペスに対して細胞を守ることが発見されたことだった。一九七二年、フランクフルト大学生化学研究所のA・ワッカーとA・ヒルビッグが、エキナセアにはインターフェロン（ウイルスの感染が広まると、まだ感染していない細胞を守ろうとする反応を起こす複数のタンパク質）のような抗ウイルス性作用があることを発表したのだった。

そして、ミュンヘン大学の研究者グループは、エキナセアに含まれる多糖類が白血球の一種であるT細胞の活動を促進することを証明し、エキナセアの免疫促進剤の道を大きくひらいたのだった。ほかにも、アレルギーやリウマチ性関節炎、抗ガン剤への可能性など、数百に及ぶ論文が発表され、現在でも世界中で研究されている。

現金なもので、アメリカはこうした世界的な権威の研究が相次ぐと、たちまちドラッグストアや健康食品店の棚をエキナセア製品で埋めはじめた。私が気に入っているエキナセアの咳止めドロップの袋には、「原料のエキナセアはＦＤＡ（米国食品医薬品局）公認の有機栽培です」とあり、アメリカの象徴、鷹と星条旗のイラストが入っている。お株をとられた精一杯の虚勢のようでおもしろい。

ほかにも薬草を原料にした健康食品は星の数ほどある。その多くがヨーロッパで開発されたものだ。グローバリゼーション経済を謳歌するアメリカは、合成薬の四〇パーセントに植物由来の原料を使っていながら、地味で息の長い生薬研究は苦手らしい。

例外は、メイヤーの「浄血剤」を取り上げた、ジョン・ユリ・ロイドと彼の兄弟たちの製薬会社ロイズ・ブラザースだった。彼らは、エキナセア製剤（医療機関向けのみ）をずっと製造し続けてきたのである。そして、彼らがアメリカ原産の原料から作っている薬剤のうちトップの売り上げを誇っているのがエキナセアだという。

「この薬草は、突然に脚光をあびて世に広まり、やがて見かけなくなり、忘れさられる幾多の植物とは違う」という初代ロイドの言葉を、彼らだけが信じ、最後に笑ったのである。

今年も風邪の季節がやってきた。最近の私のお気に入りは、寒気のするときにエキナセアの煎汁をショウガ湯に混ぜて飲むことだ。かぐわしい香りとその温かみが身体のすみずみまで広がっていき、心までがほぐれていく。エキナセアの花の群落、そしてこの植物と向きあうインディアンたちの姿を心に思い浮かべ、活力を得るのである。

蘭麝待と信長

【*Aquilaria Agallocha* Roxb.】

かつて、沈香木がいかなる重要性を秘めていたかは、織田信長の有名なエピソード「蘭麝待《らんじゃたい》切り」が端的に物語っている。

蘭麝待とは、聖武天皇（没七五六年）の遺品として正倉院に秘蔵されている沈香の香木である。納められた櫃には印璽の勅封がされ、天皇の許しがなければ開封することはできなかった。歴代の天皇でさえ、めったに開くことなく、あまたの将軍が望んでも「唯ならぬ事に伺い候、相叶わず」と、固く閉ざされていたのである。

しかし、侵すべからざるものと規定されれば、そこに踏み込むのが権力を誇示するための常である。東大寺（正倉院）の名香・蘭麝待が織田信長の野望によって切り取られるという「歴史的事件」が起こったのは、一五七四年三月二八日のことだった。

京の都を焼き討ち、室町幕府の栄華にとどめを刺した織田信長が、蘭麝待の所望を内裏に願い出たのである。朝廷は肝をつぶし、臣下の公家たちはカンカン、上を下への大騒ぎになったにちがいない。しかし、力で天下をもぎ取った男の要求がどれほど厚かましかろうと、戦国時代の天皇に首を横にふる選択肢などなかった。朝廷の使いは東大寺に赴き、蘭麝待切り取りの勅命を僧侶たちに伝えたのである。

信長は東大寺のすぐ近くにある相国寺に宿をとってその時を待った。正倉院の重い扉が開かれたのは、二八日のやっと辰の刻（朝八時）であった。朝廷のしぶりぶりが窺える。

蘭麝待は巨大な沈香木である。長さ一五六センチ、最大径四三センチ、重さ一一、六キログラムの紡錘形をしている。頭が太くて先にいくほど細長い形だ。琥珀色をした木の塊で、表面は小さな角ばった石を散らしたようにごつごつし、価値のわかるものだけにしか輝きも香りも放つことはないとばかり、ごろりと横たわっている。ワールドカップ・トロフィーやダイヤモンドのように燦然と微笑むこともない。しかし、現在の私たちが目にするどの香木にも代えがたい、絢爛たる栄光を背負い、歴史の一こまを動かしてきたのである。

その重要な香木に王手をかけた信長は、溢れ出る得意の色を抑えるのに苦労していたにちがいない。香に対してどれほどの教養があったか定かではないが、蘭麝待を手にする誇りは、この上なき身分の天皇の上に立ったという自負なのである。

「現世の思い出としてこれに過ぎたるものはなく、またこれほど威光に満ちた出来事はなかった。蘭麝待の名香は寛正の昔に東山殿が切り取りを許されて以来、将軍家のうちで所望する御方が跡を絶たなかったものの、今に至るまで結局誰一人として許されることのなかった秘宝であった。その秘宝が、このたび仏天の加護あって信長公へ下されたのである」とは、信長の家臣・太田牛一の

『信長公記』の一説である。

しかし、驚くのは信長の誇りよりも高い、この香木の価値である。彼が切り取りを許されたのは、たったの一寸八分四方（約五〜六センチ）でしかなかった。それだけでも「三国に隠れなき名物を手にしたその栄誉は、何事にもかえがたいものであった」と有頂天にさせた。信長は、「末代までの物語にせよ」と、小指ほどの香片を供の武士たちに自慢してまわったほどである。

蘭麝待は、その後の歴史的権力者たちにとっても垂涎の的であり続け、しばしば勅封が無理やり破られるという屈辱が繰り返された。

現在も正倉院に国宝として納められている蘭麝待には、ところどころに痛ましげな付箋紙が貼られている。その白い紙には、切り取った主の名前が記されている。足利義政、織田信長、明治天皇など、時代の絶頂期を生きた者たちである。しかし、実際の切り傷は七八とも、九〇箇所ともいわれる。明らかに、ほかにも権力の驕りに手をかけた者がいたのである。

千年もの長きにわたって名香と称えられた蘭麝待だが、それが、いまや木のミイラにしか見えないのは、恐れを知らぬ権力と血なまぐさい繁栄の歴史に切り刻まれ、二度と薫ることを許されない香木だからであろうか。

8 ジンコウ【*Aquilaria Agallocha* Roxb.】

究極の香り——魂を鎮める

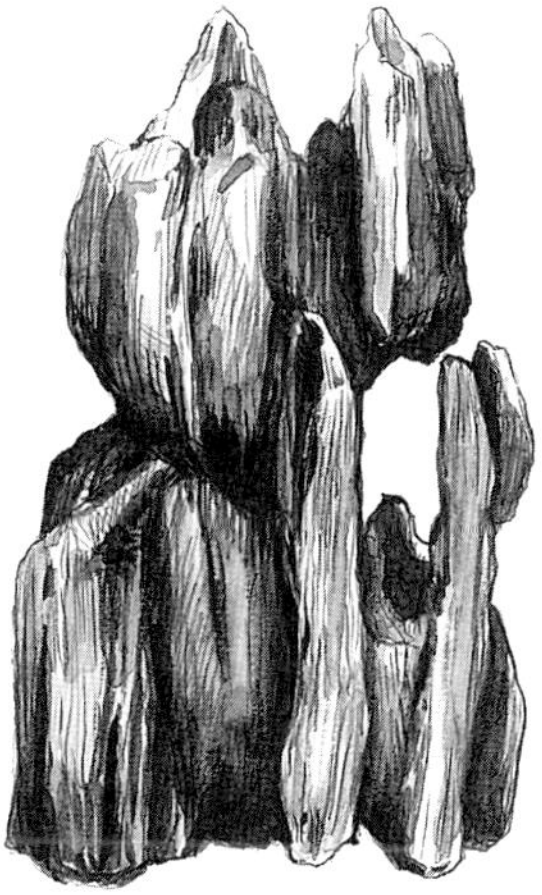

誰かのお葬式に行ったとき、沈痛な気持ちと同時に、どこか静かな安らぎに似た気持ちを経験したことはないだろうか。煙がもうもうと立ちのぼる焼香壇の前までくると、不思議と、故人の死因とか、遺族の将来はどうなるのだろうといった雑念が取り払われ、黙々と焼香をし、深く礼をしている自分がいる。そして、帰るころにはすっかり清浄で落ち着いた気持ちになる。

それは、人の死という厳粛な事実に直面したばかりではない。たちこめる薫香の匂いにも少なからず影響をうけているのではないか。線香や抹香には天然の芳香植物が含まれており（最近は合成香料も多いが）、上等なものほど高価な原料が使われる。天然の植物の発する香りのなかには、心と感情に深く沁み込んでくる、いわば癒し成分が含まれているものがある。なかでも、究極の癒しを求められる宗教儀式や、香道や茶道などに重用されてきたのが沈香である。沈香の香りは癒しだけでなく、格式もあたえるからである。

沈香は古代においても、国家的な宗教儀式に欠かせない重要な香木とされた。奈良・正倉院には唐の高僧・鑑真がもたらしたと推定される沈香の香木（蘭麝待）が国宝として収められている。勅封（天皇の封印）がされ、天皇の許可なくして解かれることはなかった。そして、権力者は競ってこの香木を求めた。たとえわずかであっても、蘭麝待を手にすることは権力の頂点に立った証だったのである。戦国の覇者・織田信長もその一人だが、得られたのはたった5～6センチの切片でしかない。それでも歴史的事件（詳しくは九八頁）となり、末代までの語り草となったのである。それは、勅封への挑戦だけでなく、沈香そのものも尊く稀な香木だったからである。

沈香というのは、東南アジアに産するアキラリアという学名の常緑樹で、水に落とすと沈むほど重い木ということで名づけられた（実際には沈まないものもある）。ジンチョウゲの仲間であるが、花から強い香りを発するジンチョウゲとは異なり、生きている立ち木からは何の匂いもしない。引っかいても、削っても、火を近づけても、せいぜい薪の匂いしか発しないのである。香りを引き出す芳香成分は、何かの拍子で樹皮や根が傷つけられたとき、あたかも人間の肉体が傷ついて出血するように、その傷口を覆うかのように染み出てくる樹脂から生まれるのだ。それは、さらに長い年月を経て、複雑な化学変化を起こし、褐色や黒に変色し、はじめてジンコールという芳香成分のつまった香木と化すのである。それがいつ起こるかは神のみぞ知るで、五〇年か、一〇〇年か、はたまた二〇〇年に一度か、誰にもわからない。そのため、製品になった香木は目が飛び出るほど高価なのである。人工栽培も試みられているが、成功したという話はあまり聞かない。人工的に傷つけ、土の中に何年間も埋めて腐食させるなど、さまざまな工夫がされているものの、天然の香りに遠く及ばないのである。

では、自然が生み出した本物の匂いをどう説明したらいいだろう。香木はその産地や状態、部分によって、また焚き方や温度によっても違うから難しいのだが、上等な沈香が上手に焚かれたとしたら、それはもう「極楽」を肉体に取り込んだともいえる香りである。その匂いに包まれていると、いつしか呼吸がゆっくりとなり、お腹の底から深々と息がもれてくる。薫りが細胞の隅々まで浸透していき、やがて、静謐な夢の世界に誘われていく感じがしてくるのである。

人は人生にひどく裏切られることがある。悲しみで胸がふさがれたり、怒りで体が震えるようなとき、孤独や不安におののいたり、絶望の淵にあるとき……、沈香はその心の深いところに沁み込んで、傷ついた魂を鎮めてくれる匂いを発するのである。だからこそ、古代の人々は、生きている人間だけでなく、死者の魂も鎮めるものと、鎮魂の思いを込めて、貴重な香木を焚いて祈りを捧げたのである。

私は、初めて沈香の匂いをかいだときから、その甘く抱きこむような香りに魅了された。そして、はるか遠く沈香の故郷ベトナムに思いを馳せたのだった。というのも、ベトナムの中部・ラオス国境に近い地域は、最も良質な沈香の産地として古代から海外にもその名を知られていたからである。二世紀から一五世紀にわたって栄えたかつてのチャンパ王国の地でもある。また、ベトナムは千年にわたり中国に朝貢してきた国で、チャンパ名産の沈香は重要な献上品のひとつだった。鑑真が日本に渡ってきたとき、ほかの薬物とともにチャンパ産の沈香が運ばれたのかもしれない。

かつてのチャンパは、現在のベトナム中部で、ラオス国境に接した山岳地帯である。現在は少数民族の住む居留地で、外国人は立ち入り禁止地域になっている。通行許可をとるには複雑な手続きと長期の時間がかかる。私は、バレたらそのときと腹をくくり、そのまま旅立った。胸の奥に深い憧れを抱いて赴いたのである。しかし、そこには古代王国の影も形もなく、みるからに貧しい村があるばかりだった。道の両側にまばらに建った低い屋根の家々の間には、ごわごわした棕櫚の木や、シナモンの樹、生い茂った竹林があたりを薄暗くしてい

るばかりで、ジンコウの木は一本も見あたらない。（ここでは植物はジンコウ、香木は沈香とする）

私の顔に失望の色を見て取ったのか、善良そうな顔立ちの村長が、「わしの木を見せてあげよう」と、村はずれに案内してくれた。

村にたった一本あるだけのジンコウの木は、六年前に植えたといい、見晴らしのいい丘の上に立っていた。背が高く、青い大空をまっすぐに突き抜けている。上のほうには細い枝のかたまりがいくつも舞い、小さな葉が枝に集まって上を向き、人間の欲望などどこ吹く風とばかり、熱帯の空気をはじいていた。しかし、私の胸の中には白い雲がもやもやと漂ってきた。あまりにも、平凡な姿かたちをしているからである。もし、あたりに他の背の高い木があったら瞬く間に視界から消えてしまいそうな、悲しいほど印象に残らないただの木なのである。これが、地球上で並ぶもののないほど高価な香木を生み出す木の姿なのか。古代の権力者たちの垂涎の的だった香木の木なのか。勝手に雄姿を思い描いていた私はひどく落胆した。

「あの、もう製品になった沈香木はないんですか？」

私の質問に、集まってきていた村人たちはニヤニヤした。どうやら愚問のようだった。

古代からジンコウの産地であったこの地域一帯では、どの村でも、どの村人も、森のどこにジンコウの木があるか、知らない者は誰ひとりいなかった。ジンコウの木が立っているだけでは何の価値もないが、ひとたび「香木」に化ければ、大金と化すからである。「香木」は、いつどんなときでも中国人の仲買いが高値で引き取ってくれるという。だから、「在庫」などというものは存在しないのである。それに、そんな幸運は滅多にやってこない。私はばかげたことを聞いて嘲笑を買ったというわけである。

彼らが最も「幸運」だったのは、ベトナム戦争のときである。米軍の爆弾が空を真っ暗にして雨嵐と降りそそいだ後には、攻撃を受けた多くのジンコウが「香木」と化したという。しかし、寂れた集落の様子からは、たいした「香木」にならなかったか、仲買にだまされたのかもしれない。また、村には絶対的な掟があった。万一、「香木」となった木を見つけたものは、独り占めしてはならない。「香木」は、村人全員の共有財産なのである。

ところが、抜け駆けしようとした男がいた。森を見まわるのはたいてい複数である。あるとき、彼らはジンコウが「香木」の状態になっているのを見つけ、明日全員で刈りにこようと取り決めて山を降りた。ジンコウは大きな木だから、ひとりでは切り倒すことはできない。誰もが安心して眠りについた。ところが、翌朝一人の男の姿が消え、切り株だけが残されたのである。

それから一か月後、男が戻ってきた。妻子を迎えにきたのだ。前の晩から、森に潜んでいて、夜もまだ明けぬ薄暗いうちに家に入ったのだが、それが災いした。泥棒と間違えた妻がギャーとばかり、大声をあげたのである。御用となった男は村人全員に囲まれ、怨嗟の目に突き刺された。そのとき、怒りがおさまらないひとりの村人が頭上に斧を振りかざし、渾身の力で振りおろしたのである。

村人は震えあがった。頭に深々と斧をつき刺さして倒れているのは、別人だったからである。抜け駆け男は、瞬間に体をよけたのだ。そして、顔青ざめてでくの坊のように立ち尽くしている村人をよそに、疾風のごとく消え去ったのである。

この恐ろしい殺人事件は、何千回も語りつくされ、彼らのなかでは伝説となっていたのだろう。話し手の巧みなこともあり、おそらく語られるたびに新しい尾ひれがついてくるのだろう。村人たちは初めての話のように夢中で聞き入っている。そして、ついに、私にそのジンコウの切り株を見に行こう。まだ、匂いが残っていると誘ってくれたのである。

一二五〇年以上眠っている正倉院の沈香でさえ、いまなお変わらぬ香りを発するという（正確にいえば、化学成分の分析からというのが公式見解。国宝を削り取って確かめた者はいないのだろう）。ついこのあいだ切り取ったばかりの株なら、おこぼれくらいついているはずだ。私は邪悪な思いに誘われ、村中を混乱に陥れた森に入ることにした。

案内人はコーさんという四十半ばの小柄だがしっかりした体格の男だった。木こりだといっていた。そして、後ろを野次馬の村人がぞろぞろついてきた。

私たち一行は、いくつかの村や丘を越えた。あたりはそよとの風もなく、静まりかえって、そこはかとない疲労の気配が立ちこめていた。やがて谷の小さな川の流れを渡って切り立った斜面のところまで来ると、先頭を歩いていたコーさんの足が止まった。彼はその山にジンコウの木があるのだが、登るのは危険だからといい、通訳をしてくれたベトナム人の女子大生と一緒について来た数人の村人たちをその場に残した。現場に登ったのは、コーさんと荷物もちの少年、私の三人だけである。

山の斜面は険しく、滑りやすいうえ、絡みあった熱帯の植物が行く手をはばんでいた。コーさんが斧で切り倒しながら狭い踏み跡をつくってくれるのだが、足元は前夜の激しい雨でぬかるみ、枯れ枝や腐った葉が堆積している。私はしょっちゅうずり落ちそうになり、やっとつかまれそうな枝をみつけてつかみかけても、ずるっと抜け落ちそうになった。あえぎながら、ようやくコーさんが待つ山の台地にたどり着いたときは、いまにも倒れこむばかりだった。

まだ午後の早い時間だというのに、あたりは薄暗く、深閑としている。コーさんと少年は、私の心臓の鼓動が静まるのを待って、足元の切り株を指差した。例の抜け駆け男が切り倒したという、ジンコウの切り株である。地面から数十センチを残して伐られた根株は、まるで新材のように明るい色をし、緑のひこばえが誇らしげに突き出ていた。そして、根元のところどころに漆のように黒光りする筋がいくつも流れていた。それこそ、ジンコウを香木

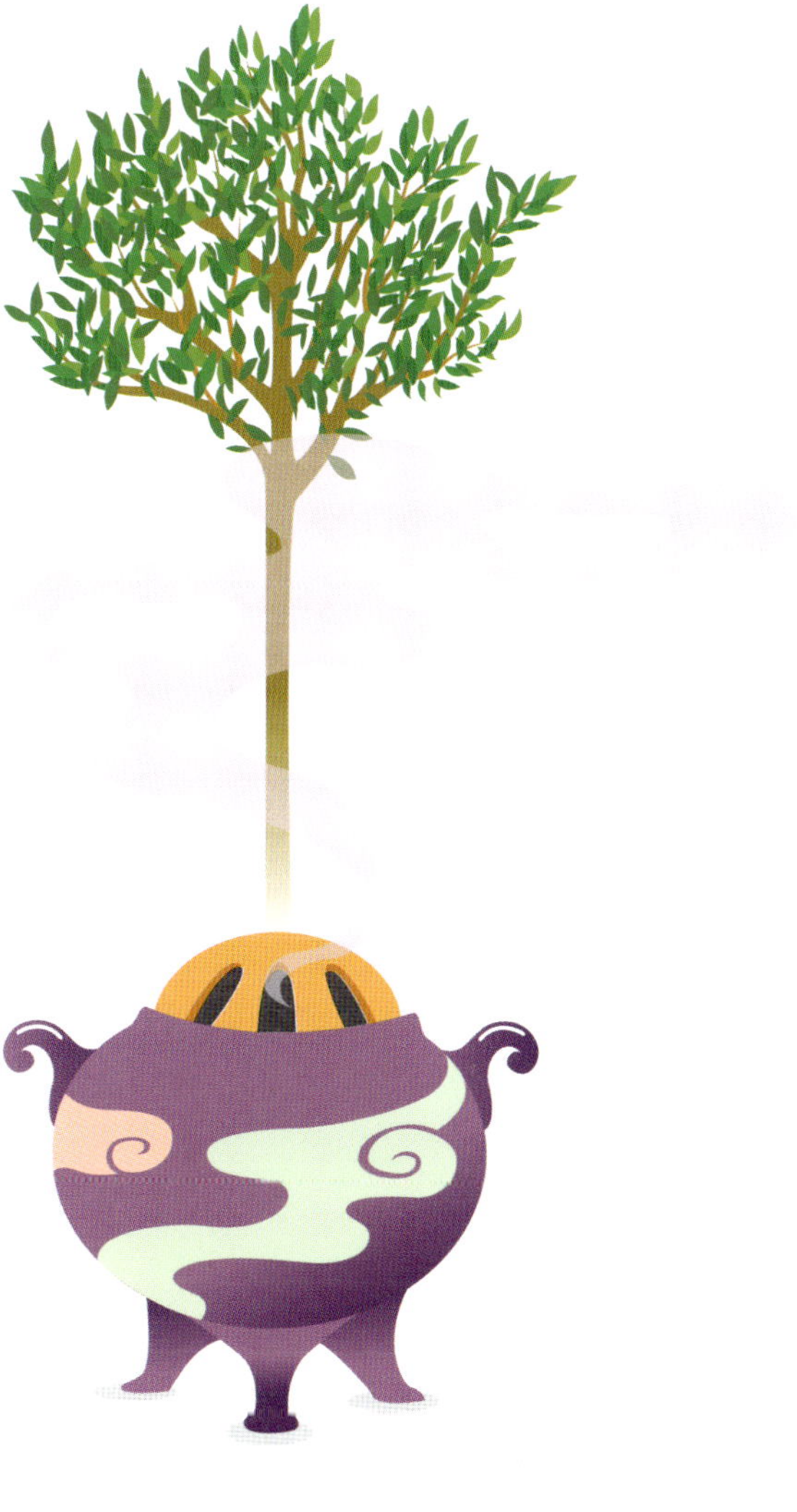

Aquilaria Agallocha Roxb.

に変容させる樹脂の跡であり、自然界が生み出した奇跡の痕跡なのである。

　コーさんは、その漆黒の部分をナイフで削り取り、ひこばえの葉にのせてライターに火をつけ温めた。かすかな紫煙があがると、試すかのようにちょっと匂いをかぎ、すぐ私の鼻元に押し付けた。私はふるえる炎に見入りながら、はかなく甘い香りを胸に深々と吸い込んだ。鬱蒼とした樹々のあいだからこぼれる陽の光が、私たちの頭の上でちらちらと揺れ、地面全体が足の下で揺れているような感覚がした。それがジンコウの香りのせいなのか、ついにここまでたどり着いたという喜びと興奮なのか定かでない。私は、半ば無意識のうちに切り株にひざまずき、頭をたれていた。


　村を去るとき、私はジンコウの切り株を手にしていた。コーさんが根から二〇センチほどの厚みに切ってくれたのである。わずかばかりの樹脂の痕跡があっても、香木としての商品にはならないからだ。村人にとって、いやおそらく誰にとっても何の値打ちもないただの切り株である。しかし、私にとっては、生きたジンコウの木をその故郷で見たという「勲章」なのである。

　いま、そのときの興奮は衰えていく陽光のように薄れている。だが、悲しみに耐えられない日がきたら、そっと取り出そうと、箪笥の中にしのばせてある。

9

ラベンダー【*Lavandula officinalis* L.】

アロマテラピーの元祖

——心の安らぎを

ラベンダーは薄紫色をしたシソのような穂状花で、甘く複雑な香りがする。日本では北海道・富良野のラベンダー畑がすっかりおなじみだが、もともとは地中海原産の植物である。古代ギリシャ最初の薬草書『マテリア・メディカ』（一世紀）にその幅広い薬効が記されて以来、ラベンダーはヨーロッパのどの時代においても、最も重要な薬用植物のひとつとなってきた。

ラベンダーの薬効のひとつに、ヒフの新陳代謝を活発にし、肉体の緊張をほぐし、筋肉や

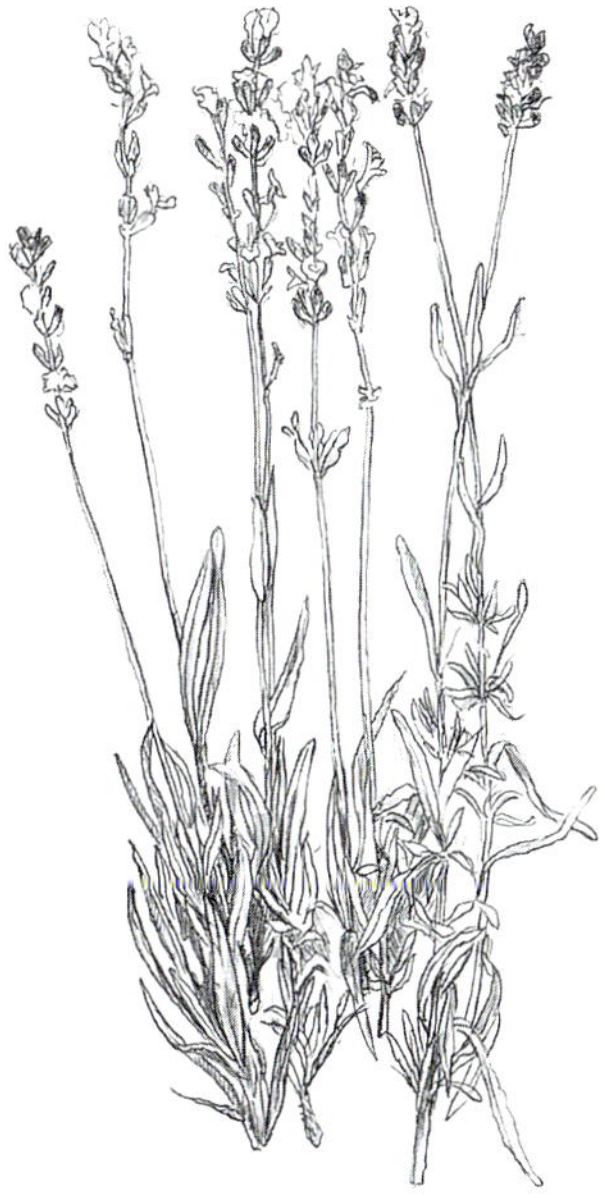

Lavandula officinalis L.

関節の痛みを和らげる作用がある。古代ローマ人は、大理石の床や浴槽にラベンダーの花を好んでまいたという。その香りが心身ともにリラックスさせるのを経験的に知っていたのだろう。

また、抗菌作用にも優れているため、修道院や病院の床にローズマリーなど他の芳香植物と一緒に敷きつめられた。人々がそこを通るたびにハーブが踏みしめられ、いい香りが漂う仕掛けである。それは、室内の空気を清新に保つだけでなく、感染予防や抗菌、虫除けになったのである。家庭でも同じだった。石鹼が一般的になるまで、イギリスをはじめ中世ヨーロッパ諸国では、不快な体臭を軽減したり、ノミやシラミを防ぐために、芳香植物が床にまかれたのである。そこでおおいに活躍したのがラベンダーだった。

また、病人の気分を落ち着かせたり、眠りを助けたり、ちょっとした頭痛にも、ラベンダーはおおいに活用されてきた。

これほど多くの効能を並べられると、何だか眉につばをつけたくなるのだが、驚くことに、近年に入ってラベンダーの伝統的な使われ方に次々と科学的お墨付きが与えられてきた。新しい作用も次々と発見され、ますます注目が高まってきているのである。

お墨付きのひとつが、生体を正常に保つラベンダーの「バランス効果」である。

私たちが朝になると目覚め、夜になると眠くなるのは、二四時間または二五時間の周期（昼夜変動）で繰り返される体内時計によっているという。この、昼と夜という二つの時間帯は、単に活動時間と休息時間に分けられている社会生活だけでなく、体温や、ホルモンの分泌量、血圧、尿の生成量、胃腸の運動などといった生理機能とも密接にかかわっている。

夜の時間帯になれば、体温や心拍数、血圧などといった生理機能もスローダウンしていく。そして、翌朝起床したあとは、ふたたび活動モードになるのだ。つまり、肉体が休んでしかるべく時間には、体内の生理機能も休息モードになる。この生体リズムは、常に体内で規則正しく行われるのである。

ところが、不眠症で休むべき時間帯に眠れなかったりするとどうだろう。生体リズムや体内時計に負荷がかかり、身体の不調となって現れる。徹夜明けにいくら眠っても寝た気がしなかったり、いつまでも疲れが残るのはそのためである。しかし、ラベンダーは睡眠を促すだけでなく、この生体リズムに生じたゆらぎを、できるだけ正常に持っていこうとするというのだ。

あるイギリスの医療機関は、不眠患者をA・Bの二グループに分け、一方には睡眠薬を、もう一方にはラベンダーの精油をかがせるという実験をした。時間帯も夜と昼に分けたのである。すると、睡眠薬グループのほうは、昼夜のどちらに薬を飲んでも変化がなかった。しかし、ラベンダーのグループは、昼だと睡眠時間が短く、夜だと長時間眠るのだった。ラベンダーは人間の生体リズムと同調しているのである。同じ睡眠効果であっても、睡眠薬よりラベンダーのほうがより自然な眠りをもたらすことがわかった。だから、交感神経を休める夜にラベンダーの精油を数滴たらした湯で入浴したり、枕元に数滴たらしたりすれば、気持ちのいい匂いに包まれるだけでなく、質のいい眠りにつくことができるというのである。また、ポプリを簞笥に入れてナイトウェアに匂いを沁み込ませれば、防虫と睡眠効果の両方が得られる。

不眠の原因は多種多様で、ひとりとして他人と同じではない。しかし、専門家の分析によれば、主に次のような要因があげられる。

一、恐怖や悲しみ。失恋、死別、事故や事件などのショックを受けたとき。
二、極端な疲労。ストレスや不安。人間関係の悩みがあるとき。
三、病気で、心身ともにダメージを受けているとき。
四、わけもなく神経がとがって、イライラするとき。
五、不規則でメチャクチャな生活習慣が長いとき。
六、覚醒作用のある嗜好品や、薬物を過剰摂取したとき。
七、寝室の環境が悪いとき（極端に寒暖の差があったり、極端な騒音、明るさ、合わない寝具、害虫等）。

このうち後半の五〜七は、その人の意志次第で物理的に排除したり、改善することができるが、問題は前半の一〜四である。自分の意志だけではどうにもならない。恐怖や悲しみなどは、その原因が取り除かれるか、記憶の奥深くに埋もれて平常心が戻るまで、ずっと不眠の原因になりうるのだ。

ラベンダーの優れているのは、こうした不眠の理由がどうであれ、平常心を取り戻すのに手を貸してくれることだ。香り成分が、体内の環境を一定に保つ自律神経系に働きかけ、崩れたバランスを調整するのである。

自律神経の「自律」の意味は、その働きを私たちが自分の意志の力で抑制しようとしてもできないということである。たとえば、体温を上げ下げしたり、呼吸を早くしたり、遅くしたりは、意志の力ではできない。体温は、およそ三六度になるよう調節されている。脈拍数は、成人の安静時には六〇〜七〇くらいだ。血圧にしても、朝晩の差が多少あるにしても、一日平均すれば一定に保たれている。多少食べ過ぎても血液の濃度は一定の範囲以内に保たれる。尿量やホルモンの分泌量などもしかりで、逆にこれら生理現象が一定値に維持されなければ大変なことになる。

水分の摂取量がいつもと同じなのに、尿が大量に放出されたら、これはもう異常なことである。体内の水分がどんどん失われ、やがては脱水症に陥ってしまう。こうした異常が起こらないよう体内環境を調整しているのが自律神経系で、体内外の環境の変化に対応しながら、体内の恒常性を維持しているのである。その能力はホメオスタシス（体内恒常性維持機構）と呼ばれている。

しかし、自律神経は感情や心の変化には弱く、すぐに反応してしまう。たとえば、私たちは恐怖や不安に遭遇すると、その恐怖心が脳の視床下部に伝わり、自律神経系はそれを内分泌系全体を支配する下垂体に伝達するのだ。すると、副腎はアドレナリンを放出し、胸がドキドキして、息も荒くなってくる。これらは、体内の中で瞬時に伝わり反応を引き起こす。恒常性が破られるのである。そのため、不快なストレスが長期化すると、体内の恒常性を保っていた自律神経の働きにも支障が出て、やがては不眠とか、病気につながってくる。

そこで、ラベンダーの登場である。ラベンダーは、ただ物理的に眠りをもたらすのではなく、緊張した心を鎮める鎮静作用とセットになっている。

その実験のひとつが脈拍数の低下である。香りをかいで数分もしないうちに、大きく息を吸いたくなり、呼吸がゆっくりして、血圧も下がるのである。

香りをかぐと、匂いは鼻から脳の心臓部にあたる視床下部に伝わる。視床下部は別名「心と体が出会う」場所といわれている。私はこの言葉が好きである。だから、ラベンダーのようにいい匂いをかぐと、眉間の奥深く（後頭部あたりかな）に存在するであろう視床下部に思いをはせ、心と体の出会いをイメージするのである。

また、視床下部の奥には体内時計がある。視交叉状核という神経細胞が集まる場所で、左右の眼球の後ろ、眉間の奥あたりで交叉しているというのである。

つまり、ラベンダーの睡眠作用はこの鎮静作用と連動している。さらに、睡眠薬のように

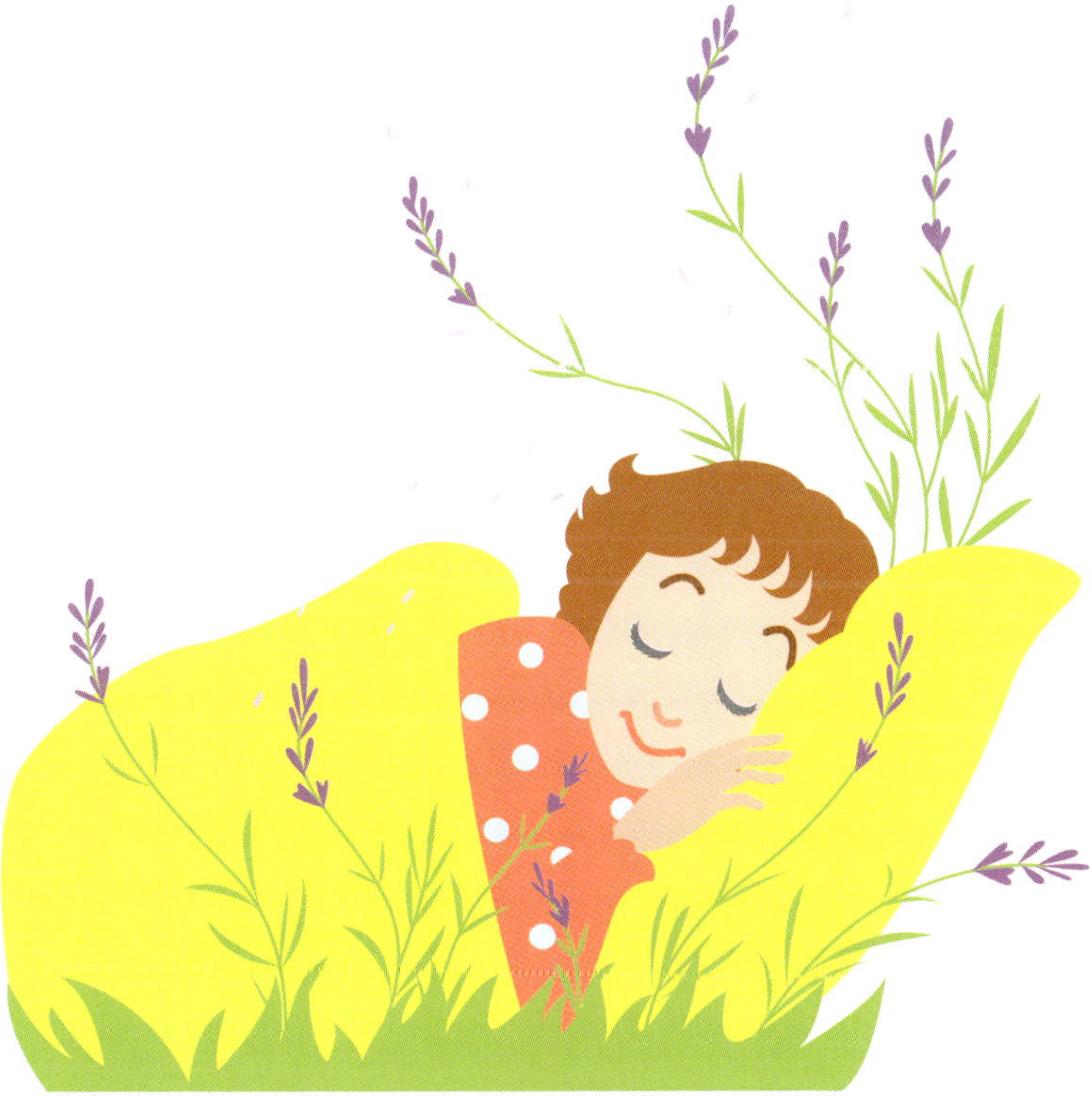

Lavandula officinalis L.

消化器から吸収されて血液に入るわけではないので、作用も素早く、安全という利点もある。

もうひとつ、忘れてならないラベンダーの薬効に、ヒフの再生作用がある。火傷などの傷を素早く治し、痛みを止めるのである。このことを最初に発見し、科学的な証明をしたのは、モーリス・ガットフォセというフランス人化学者だった。香料会社で研究員として働いていた彼は、あるとき実験中の爆発事故で片手にひどいやけどを負い、思わずそばにあったラベンダーの精油（エッセンシャルオイル）に手を入れてしまった。精油は植物成分の凝縮物だから刺激が強すぎ、直接肌に触れることはタブーである。だから、ふつうはアルコールやオイルに希釈して使う。しかし、彼はもろに手を突っ込んだのである。すると、不思議なことにやけどの痛みは止まり、ひどいやけどにもかかわらず傷跡も残らなかったというのである。彼はその劇的な治癒力に瞠目し、さらに他の精油類も含めてヒフ科における治療効果を深く研究した。一九二八年、「アロマテラピー」という言葉を初めて造語し、学術論文で発表したのである。

ちなみに、日本語のカタカナ表記で、ときどき、アロマセラピー（aroma therapy）と、アロマテラピー（Aromatherapie）の両方があってしばしば混乱するが、前者は英語読みで、後者はフランス語からきている。

アロマテラピー（芳香治療）は、芳香植物を燃やして患者を煙でいぶすという形で古代から行われてきたが、ガットフォセ博士によって「気は心から」的な治療から、理論的な裏づけのある治療へと変換されはじめたのである。

治療上最も重要なラベンダーの種類は、*Lavandura officinalis*（コモンラベンダー）という種類である。代表的な活性成分は、ゲラニオールやシネオール、d-ボルネオール、リナロール……などで、ヒフの細胞再生に優れ、ストレスを緩和したり、抗菌、抗ウイルス効果のある鎮静効果などが知られている。ほかにも数え切れない成分が複雑に構成されてラベンダー特有の幅広い薬効につながっているのである。そのため、ヨーロッパの薬局方には今でも医薬品として記載されている精油のひとつで、家庭の常備薬としても重宝されている。

風邪のときは、数滴を洗面器のお湯の中にたらし、その水蒸気を吸うと呼吸が楽になる。筋肉痛のときは、キャリアオイルに混ぜ、患部をゆっくりとマッサージする。ヒフは体の中で最も大きな面積を占める器官で、また精油は比較的小さな分子構造を持っているので、肌に素早く吸収されるという。マッサージをして二〇分ほどすると、ラベンダーの香りが息をついて出てくるほどである。このことは、たった二〇分で精油がヒフを通過して血液に吸収され、すでに肺に還る脱酸素した血流に到達していることを意味している。精油の粒子は、ヒフのすぐ下で体の細胞のすべてが浸されている体液に入り、リンパ腺や毛細血管など、きわめて薄い膜を通過し、体中を移動するという。これは、必要なときに必要な精油を肉体に送り込む、きわめて効率的な方法ではないか。しかし、これも真の生命を持った本物の精油であるからこそ得られる効果である。

　しかし、幸か不幸か、バラと違ってラベンダーの香りはごまかしがききにくいのである。数あるラベンダーの匂い成分の中に、吉草酸というのがあって、これが真贋の鍵を握っているのではないかと、私は思う。すこぶる不快な匂いで、履きまわした靴下の匂いと同じ成分だといわれている。本物の精油だとこの匂いにほとんど気がつかないのだが、贋物はどういうわけか、この不快な匂いが甘さに混じってでしゃばるのである。

10 サイカチ

サイカチで髪を洗う

——美髪効果

【*Gleditsia japonica* Miq.】

「サイカチ（皂莢）」、漢字も音の響きも美しいこの植物は、まだシャンプーがなかった昔、髪を洗うのに使われていた。

マメ科の高木で、大木になるとビルの三、四階ほどの高さまでになる。大きく伸ばした枝は、鳥が羽を広げたような葉が幾重にも重なって、夏空に涼しげな緑陰をつくる。花は小さく繊細で、緑がかった薄黄色いのが葉陰からちょこんとのぞいているだけだから、下を歩いている通行人はめったに気づかない。

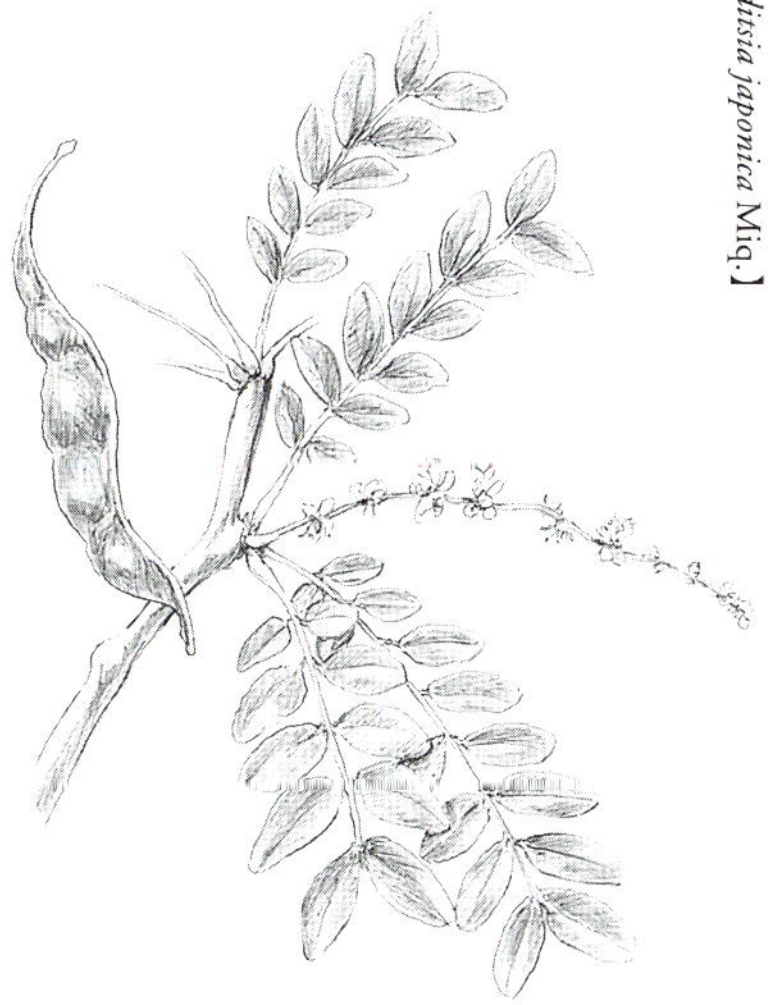

シャンプーになるのは、そのひかえめな花が終わったあとにつけるインゲンのように長い莢である。一〇〜三〇センチほどもあって、偏平な形をしている。それが、枝という枝にたわわにぶら下がり、熟してくると、堅く黒ずんでねじれ、互いにおしゃべりでもしているかのようにカラカラと風に吹かれて揺れるのである。

シャンプーにするには、その莢を適当に割り、中の平らな種子も全部一緒にぬるま湯に浸しておく。あるいは鍋にかけて煮てもいい。しばらくすると、透明だった湯が赤褐色に染まり、種子の周辺がぬるぬるとしてくる。かき混ぜるときめの細かい泡がぶくぶくと立ってくる。サイカチに含まれるサポニンという成分が石鹼の役割をしているのである。

ざあざあシャワーで洗い流す今風のシャンプーとは勝手が違う。サイカチの液体に髪を浸しながら、両手ですくって少しずつ濡らしていく。ゆっくりと丁寧に泡をからませ、髪をいたわりながら洗うのである。洗っている間中、親密で暖かい香りにつつまれる。すっかりすすいでタオルで濡れた髪を拭きあげているときにも、ときおり匂って、その記憶の元に思いがいき、ただ髪を清潔にする役割以上に心が満ち足りてくる。素朴だが、人の心をとらえて離さない、いにしえのシャンプーなのである。

いま、日本でサイカチは髪を洗うどころか、知っている人さえ少なくなったが、昭和三〇年ごろまでは地方によってはまだ現役だった。というのも、戦後間もないころの石鹼は原料が粗悪だったためアルカリ性が強く、髪が痛み、カスが残ったりして洗い心地も悪かったからである。

私の母も、かつてはサイカチ愛用者のひとりだった。母の郷里は岩手である。庭に大きなサイカチの木があり、冬になると、竿を使ってカラカラに熟した莢を落としたのだという。サイカチの樹皮は手裏剣のように鋭い棘でおおわれ、登ることができない。

そうした子どものころの郷愁も手伝ったのだろう、母は面倒だと言いながらも小さなたらいにサイカチを割って石鹸液を作り、長い髪を浸しながら洗っていた。前かがみになって、重たげにぬれた黒髪を櫛ですいている姿はしっとりとした風情があり、幼い私は湯船越しにいつまでもみとれていたものだった。浴室の脱衣棚には、ほかにも絹製のぬか袋や自家製ヘチマ水、薬草風呂用の乾燥した植物の袋などが従順に並び、昔の女の秘密を保っていた。

その母が、今風のシャンプーを使うようになったのは、骨折して入院してからだった。不自由なからだで手間隙のかかるサイカチの洗髪は物理的に無理だったのと、髪を短くしたからだった。長い髪を落としたのが、すべてを諦めさせてしまったかのように、サイカチは我家の浴室から消え、かつて見慣れた植物由来の品々が消えてしまった。代わりに新しい装いをしたシャンプーやリンスのボトルが並ぶようになり、入浴は母子が裸でくつろぐ無垢の安息所ではなくなった。ひとりでさっさとすませ、清潔にするだけのよそよそしい場所になったのである。

そして、私の記憶のなかからもサイカチはいつのまにか消えてしまっていた。

サイカチと再会したのは何十年ぶりだっただろうか。母はとうに亡くなっていた。

ベトナムの田舎道をぶらついていたときのことである。小柄な老婆が道端にしゃがみ込んでサイカチを売っていたのである。どっかりと下ろした腰の両脇に置いた二つの天秤籠には、ねじれたサイカチの莢がこんもり盛られていた。黒褐色の堅い表面に光を帯び、籠の中で跳ね返っている。それは工芸品のように美しかった。思わずつかんで、指の間でしばらくさすっていると、幸せな記憶がよみがえるような、なつかしい匂いが漂ってきた。

売り手の老婆は、満面に明るい笑みを浮かべている。深いしわの刻まれた顔は八十歳を超えているにちがいない。それなのに、遠くからでもはっとするほど美しい白髪が、透明な銀色に輝き、青空の光にまぶしく溶け込んでいた。売り手は何も言わないが、自然だけが作りうるその艶やかさ、潤いと気品ある毛髪の一本一本が、サイカチの効力を何よりも雄弁に語っていた。

私の母は、髪が真っ白になるほど生きなかった。長生きしていたら、この老婆のように美しい髪を保っていただろうか……。私は老婆のおおらかな顔と、その上に輝いている銀髪を交互に見つめた。サイカチの真骨頂は、年を重ねた髪にこそあるのではないかと、母が長生きして老婆になったときのことを想像した。

サイカチには、サポニンという石鹸のように泡立つ有機化合物がおよそ二〇パーセント含まれている。つまり、石鹸成分の元である。サポニンを含んだ植物はほかにもたくさんあり、石鹸の代わりに使われた植物も世界中にある。たとえば、南米原産の「サボンノキ」(*Quillaja saponaria*) は、昔から先住民たちがその樹皮を泡立たせ、身体や衣服を洗っていたものだという。この、樹皮から得られる「キラヤ」とか「キラヤサポニン」といわれる成分は化粧石鹸以外の用途も広く、工業や食品にも使われている。その樹皮エキスが髪の成長を促すとされ、キラヤエキスのシャンプーや養毛剤がブームになった。

日本で一般に石鹸として使われてきた植物には、サイカチのほかにムクロジや小豆がある。合成洗剤が登場するまで、昔の人はサポニンを含んだそれらの植物を、衣類の洗濯にはムクロジ、入浴には豆類、サイカチは洗髪という風に使い分けていた。

ムクロジというのは、黒い丸いタネが、羽根つきの羽根の黒い部分にも使われていたので、覚えている人もいるかもしれない。

余談だが、そのムクロジの独特な使い方をしているのはミャンマーである。

インレー湖という、日本の琵琶湖ほどもある大きな湖のいたるところが島になっていて少数民族の部落や寺院、畑や学校まであるところで、銀を磨くのにムクロジを使っていたのである。無数に散らばる各島まではもちろん船で行くのだが、陸に上がってしまうと湖に浮かんだ島とは思えないほど緑が豊かな場所である。そこに銀工房というのもミスマッチなのだが、かなりの数が集まっている。しかし、銀は酸化しやすい金属である。首都から飛行機で行くほど遠くの田舎だから、日本で市販されているような銀の磨き粉などは高価すぎて使っているはずはない。銀の光沢をどうやって維持しているのかと不思議に思っていたら、正体はムクロジだった。バケツの水にムクロジのタネを泡立たせ、銀の加工品を入れてかき混ぜるのである。それだけなのに、酸化して薄黒くなった銀が、あっというまに冴え冴えと輝いてくるのだ。彼らは、ヨーロッパの高級銀器店が、いまでも布と磨き粉で手間隙かけて磨いているのを見たらどう思うだろうか。

工房のすぐ近くの空き地には、ムクロジの木があちこちにあって大きな葉を広げていた。ムクロジほど銀磨きに適した植物がほかにあるとは思えないが、伝統的な使い方である衣類の洗濯となると、丸いタネがごろごろ滑って少々邪魔である。では、なぜ洗濯にはムクロジで、サイカチでなかったかといえば、サイカチの莢を割ったものは堅くて角が当たるし、なにより抽出液は薄いコーヒーのような色で、洗濯物にその色が染みつくからではないか。しかし、シャンプーとしてなら、その色も簡単に洗い流せる。

なによりサイカチがシャンプーに適しているのは、水溶液がペーハー五と、人間の健康な髪や肌に近い弱酸性なのである（ムクロジは中性）。そのため、サイカチのシャンプーは、洗浄力は強くないが、頭皮に適度な脂と水分を保つ。毎日洗髪する現代人には最も向いているのである。そのせいか、最近では、合成シャンプーでも肌に優しい弱酸性が注目され、植物由来の低刺激・弱酸性をうたった商品が増えてきている。先のキラヤ成分入りのヘアケア製

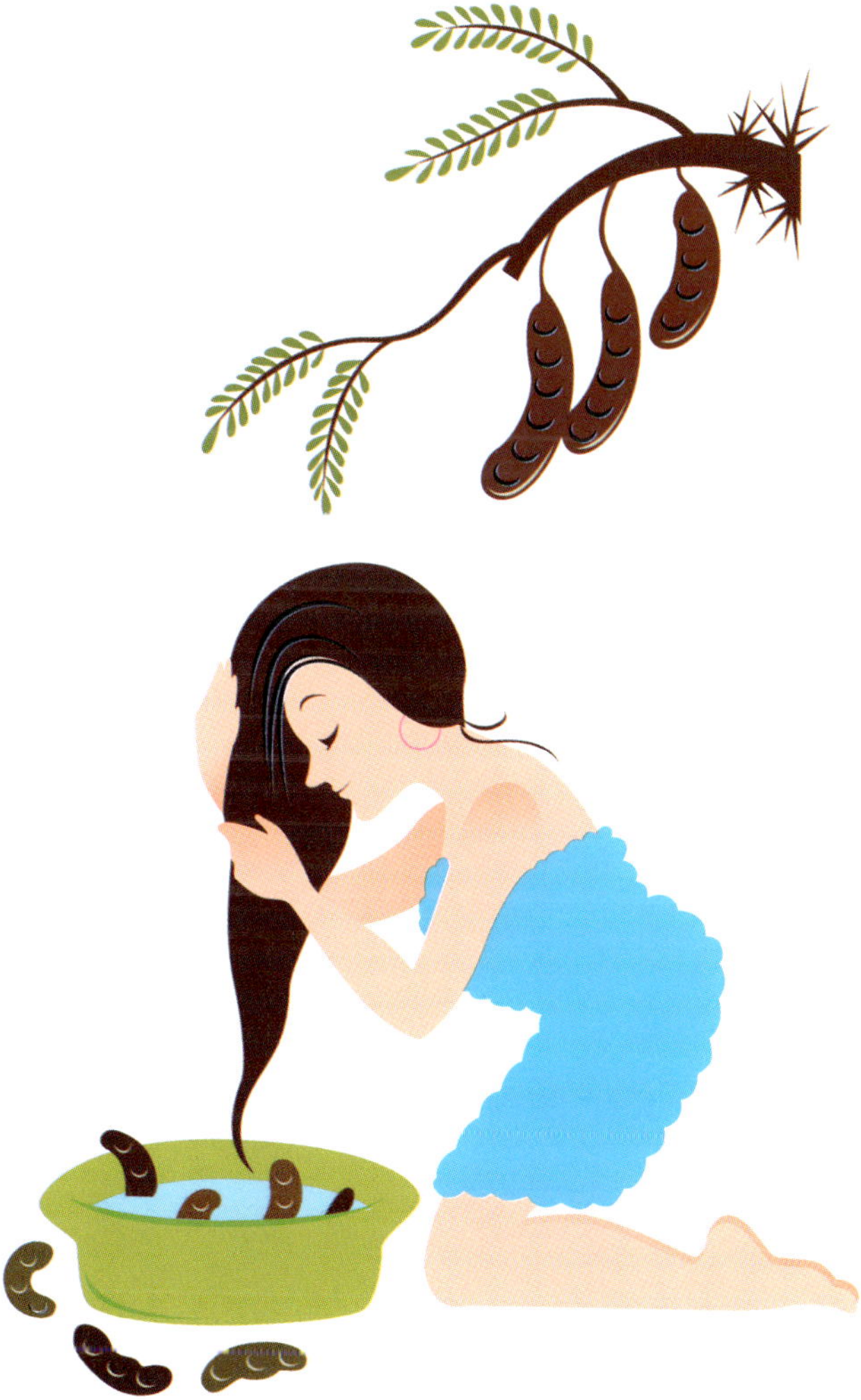

Gleditsia japonica Miq.

品がもてはやされるようになったのも、人々の合成洗剤へのひそかな懸念と、日々髪の毛の劣化を実感するからではないだろうか。

パーマやヘアカラーで髪を傷めることが多いせいか、最近では豊かで美しい髪の人に出会うこともない。「カラスの濡れ羽色」とか、「緑の黒髪」という言葉も、いつのまにか死語となってしまった。茶髪だろうが、金髪だろうが、こしがしっかりして艶やかなら、色は違っても髪を賛美する新しい造語が生まれるはずだが、これらに代わる形容詞は聞かない。そういえば、「銀髪」とか「ロマンスグレー」という言葉も聞かなくなって久しい。

逆に、髪の薄い人が増えたように思う。体質的なはげとは違う。若くても、女性でも、地肌が透けていたり、ボリューム感のないやせ細った髪が目につくのである。ある統計によれば、六三パーセントの日本人が薄毛に悩んでいるという。昔から年をとれば誰でも髪は薄くなってきたけれど、母や祖母の時代、女性なら年配者でも髷が結えるほどの髪が残っていたのではないか。だから、薄毛の悩みといえば圧倒的に男性だったのだが、いまや女性用の育毛剤やかつらも市場を伸ばしており、ある大手かつらメーカーの調査によれば、男女比率の需要が逆転してきているという。

そういう私も、入浴後にぬれた髪をタオルでターバン状に巻いたまま、顔に化粧水をはたいているときなど、耳の後ろあたりからスーッと水滴が流れ落ちることがある。地肌を伝ってくるのである。まるで、乱獲伐採で樹木がまばらになった山肌に水が流れるような感じで、くいとめる樹木、いや毛がまばらになったかとぞっとするのである。

昔に比べ、現代人の髪の劣化が進んだ原因はよくわからない。食事やライフスタイル、ストレスなどに加え、環境の変化もあるだろう。また、髪を洗う洗剤や整髪剤などのケア用品が、毛髪の有機成分と同じ一〇〇パーセント天然から、石油系の合成洗剤に代わったことも一因かもしれない。市販されているほとんどのシャンプーの主成分は、八〜九割が水で、あとは洗浄剤、香料、気泡剤、増粘剤、帯電防止剤、色素、保存剤などである。洗浄剤というのは、たいてい可溶性の非石鹼系合成洗剤である。合成シャンプーが出はじめたころは、まだ品質のいい製品が少なく、頻繁に髪を洗うと地肌が荒れるとか、頭皮の脂分を取られてしまうといわれたことがある。そのため、最近のシャンプーにはさまざまな潤い成分が添加されるようになってきた。

アルファハイドロキシ酸（AHA）という化合物もそのひとつで、頭皮の保湿剤として効果があるという。一般には果物の中に含まれるのだが、シャンプーに添加されるのはもちろん合成剤である。また、昔から髪にいいといわれている植物エキスや植物油、サイカチはもちろん、たとえば椿油、ホホバオイル、アーモンドオイル、海草やローズマリー、カミツレなどの成分をうたい文句にした製品でも、含有量はほんの一〜二パーセントにすぎない。原料である脂肪アルコールの大部分が石油化学製品、あるいは獣脂に由来している。

およそ五〇〇万年の人類の歴史のなかで、石油化学製品で洗髪するようになったのはここ五〇年ばかりのことである。おそらく、私たちの遺伝子は依然として一〇〇パーセント天然になじむよう組み込まれたままで、五〇年というのは遺伝子が変異するにはあまりにも短い時間ではないか。そして毛髪は常に外からの刺激を受けながら、頭を守る大事な役割を担っている。そのため、幾重にも保護された構造にできているのだが、毛髪の有機成分から程遠い、石油化学製品に常にさらされていたらどうだろう。この五〇年、私たちの髪の毛はその壮大な実験段階にあるのではないか。

一般に髪の毛の寿命は数年といわれるが、一度痛んだ髪は二度と再生しない。ヒフ細胞なら、多少傷ついてもまた元に戻る再生能力があるが、毛髪は自分で修復できないのである。傷ついた部分は、抜け落ちるまでそのままである。だから、伸びた部分をつねに切り、刈り取っていくような短いヘアスタイルならともかく、長髪にしていると傷ついたままに延びていく。すると、毛髪同士が絡んでよけいに傷ついたり、毛先が割れたり、ぱさつきが目立ち、全体につやがなく魅力に乏しい外見に映るのである。

鏡に映る自分の頭髪をみるにつけ、「サイカチ」という言葉が胸につきささる。しかし、環境問題と同じで、一度味わった便利は捨てられず、失った髪は戻らない。せいぜい、髪によさそうな植物エキスをコンディショナーにして現状維持をはかる日々である。

11 バラ

恋を誘う――アンチエイジング

【*Rosa centifolia* L. / *R. damascena* Mill.】

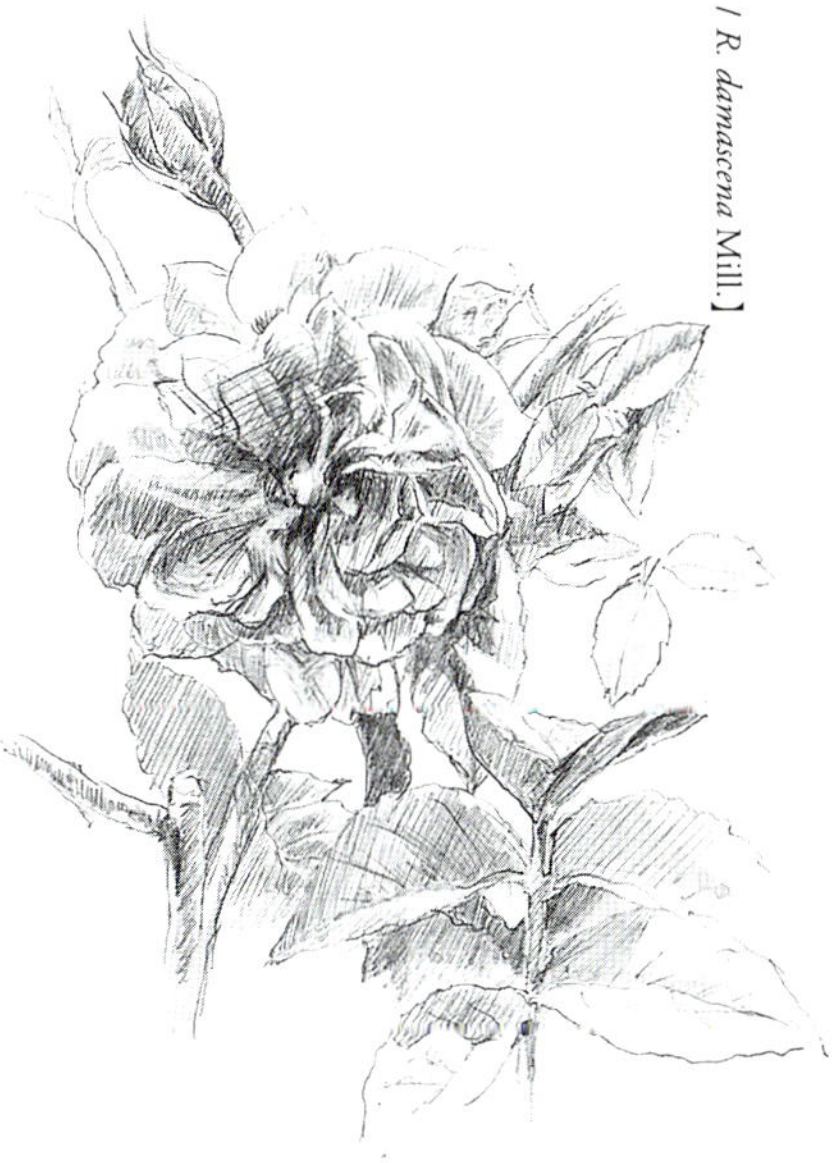

「バラは、人類の前にその姿を現したときから、その尋常ならざる美しさで人間をとりこにしてきた」とは、フォークナーの言葉である。

人間はこの世に生まれてくるとき、何も携えず裸で誕生する。誕生の後に銀の匙が待ち受けている幸福な赤ん坊もいれば、そうでない場合もある。しかし、植物はこの世に生まれてくるとき、すでに自らがすべてを携えてくる。なかでも、バラはその誕生の瞬間から、考えうる最高の美と威厳をそなえていたのではないか。

人類がいつどこで、どのようにしてバラと遭遇したか知るよしもないが、バラほど愛され、多くの神話と伝説に彩られた花はほかにない。文明の始まるはるか古代から今日に至るまで、どの花よりも多くの権力者やその寵妃たちを魅了し、芸術家や文学者にインスピレーションを与えてきたのである。

ギリシャ神話は、愛と美の女神をバラとともに誕生させた。エジプトの女王クレオパトラは、バラの花びらを寝室に敷きつめてローマの覇者を迎えた。ナポレオンの皇后ジョセフィーヌは、世界で最初の本格的なバラ園を持ち、バラの画家を育てた。ピンクのバラをこよなく愛したのは、マリー・アントワネットだった。

英国の「バラ戦争」は、ランカスター王家（赤バラを紋章としていた）と、ヨーク家（白バラを紋章としていた）の内戦だった。

芸術家も負けてはいない。シェイクスピアはハムレットの恋人オフィーリアを「五月のバラ」と呼び、古代ギリシャ最大の女流詩人サッフォー（紀元前約六〇〇年）は、バラの香りを「恋のため息」だと詠った。

しかし、バラの真に魅力的なところは、歴史に残る人たちや芸術家の特権ではなく、ごく平凡な人々の心にも愛と喜びを与えることだ。初めて恋をした少年が、最初に花を贈るとしたらバラをおいてほかにないのではないか。バラは愛の証なのである。貧しいアパートの一室も、一輪のバラで明かりが差し込んでくる。

そんなバラの花に、近頃もうひとつの特権が加わった。バラが美肌と老化防止に効果があるというのである。

バラは昔から女性ホルモンの分泌や自律神経、血液循環などに影響があるといわれてきた。高級香水や化粧品に使用されるバラ精油は、おもにダマスカローズ（*Rosa damascena*）と、モロッコローズ（*Rosa centifolia*）の二品種である（他の品種では、香りの含有量がわずかすぎて採算がとれないのである）。成分は三〇〇種以上もあり、その化学構成は非常に複雑だといわれている。代表的な成分は、ゲラン酸、ネロール、ゲラニオールなどである。それらは、収斂作用やヒフの弾力回復作用に優れているという。

ほかにも、バラに含まれるモノテルペンアルコール類には、抗菌作用や免疫力を高める作用が、セスキテルペンアルコールには、抗菌、抗炎症、女性ホルモン様作用があるということが明らかになってきた。そのためとくに、乾燥肌、敏感肌、加齢に伴って突入する成熟肌のシワやたるみを遅らせるというのである。

また、最近の実験によって細胞再生能力を早めることもわかってきた。ヒフの表面にテープを貼ってはがし、人工的にダメージを与えたとき、どのくらいの時間で回復していくかというものである。そのとき、バラの匂いをかいだ者は、かがなかったものよりも回復が早く、その差は一時間半から三時間のあいだで顕著に現れたというのである。

ほかにも、心理的なストレスなどで影響を受けるヒフが、バラの鎮静効果によってバランスをとり戻していくことも、脳波や心拍数を測る実験で裏づけられている。

かつて、「二五歳はお肌の曲がり角」という有名なコマーシャルがあった。それは、加齢にしたがってヒフ細胞の交替速度も落ちてきて、そのピークが二五歳だというのだ。人は誰でも年をとり、ヒフの弾力が落ちてシワやシミが現れ、顔から若さが失われていく。誰もその日を免れることはできないけれど、こうした現象は一挙に現れるわけではない。また、個人差も大きい。あれよあれよというまに老けてしまう人も、かなりの高齢になるまで若々しさを失わない幸運な人もいる。しかし、老化を遅らせることはある程度人為的にできるのである。老化は健康や生活習慣、環境に大きく作用される。適切な運動や食事、暮らせるだけの経済的基盤、親しい家族や友人の存在、おしゃれに気を配り、恋をしたり、旅行をしたりなど、自分のリズムにあった生活をしていれば、いくつになっても魅力を失うことはないだろう。それと、日々の手入れ次第で肌の張りやつやに大きな格差が生じてくるのだ。

ヒフ組織は大まかにいって三つの層に分かれている。表面にあるのが表皮（角質層）で、我々が目にしている一番外側の肌である。その下には、新しい細胞を作りだす真皮がある。三番目が皮下組織で、脂肪組織がヒフ全体を支えている。

加齢だけでなく、手入れを怠っているとヒフの表面に汚れや死細胞の蓄積が長くなり、見た目にも張りやつやのないくすんだ顔になってくる。それは、真皮で作られた新しい細胞と死細胞が入れ替わるサイクルの遅れが原因とも言われている。若いときは、新しい細胞がつぎつぎと生産され、表皮の死細胞に取って代わるから、肌がなめらかでしっとりとしているのだ。

「女性はどれほど忙しくとも、顔と身体を美しく保つよう心がけなければならない。それは、見た目の美しさと同時に、意識の上でも美しくなるためである」とは、アメリカの化粧品ブランド、エスティーローダの創始者（同名）の言葉である。おしなべて大まかなアメリカ製品の中で、エスティーローダは珍しく基礎化粧品にこだわってきた。彼女の伯父がヒフ科の専門家というバックグラウンドがあったからだろう。

そして、老齢の彼女の美しさはそのまま広告塔である。

バラのもつもうひとつの重要性は、香りとその作用である。バラには相反する二つの香りが同時に含まれている。清潔な爽やかさと甘い官能で、鎮静作用と催淫作用をもたらす。

バラの香り成分は、脳内モルフィネと呼ばれるβ-エンドルフィンやエンケファリンと化学構造が似ているといわれている。バラの香りが鼻腔を伝わって脳の中枢である視床下部に達すると、ドーパミンが分泌され、幸福感や満足感が得られるというのだ。さらに、脳のα波が増え、呼吸がゆっくりと落ち着いてきて、精神的に安定するのである。それは、興奮して、やがて満足すると快い眠りに落ちる性的行為に似ている。

バラの花は姿が美しいだけでなく、香りが脳に影響して人間の本能的な欲望を刺激するのではないか。

「薔薇がしおれるまえに、薔薇の冠を戴こう。
われらの一人とて、この官能の悦楽に身をひたさぬことのなきよう、
われらの喜悦のしるしをいたるところに記しておこう、それこそわれらに与えられたもの、それこそわれらの定めなのだから」

とは、旧約聖書「知恵の書」の抜粋である。

ギリシャ神話もまた、恋が仕事だった愛の女神ヴィーナスをバラの象徴としていた。古代の人々は、美と官能を秘めたバラの本質を見事に見抜いていたのだ。

そして、現代の香水調香師たちは、特上の顧客の香水にバラの精油を惜しみなく注ぎこみ、恋の誘惑に手を貸している。香りは、脳の中枢にダイレクトに入っていき、理性のコントロールを受けにくくさせ、全身に影響を及ぼす。無分別の恋こそが若さを保つ秘訣だと彼らはひそかに思っているにちがいない。

歴史的な天才調香師のうちのひとり、ジャン・パトゥが開発した「ジョイ」は目の玉が飛びでるほど高いが、本物のブルガリア産のバラを一〇パーセントも使用している。三〇ミリリットルの壜に二八ダースものバラのエッセンスが閉じ込められているのである。

また、同じく有名なフランソワ・コティの創作した「シプレ」は、〝匂いのついた水〟を

純粋芸術にまで高めたといわれている。それは、天然原料を主体にしながらも化学合成を取り入れ、バラ園のバラよりもバラらしく、こうであろうという抽象的な思考を香水に再現したからである。

ナポレオン時代から続くゲランもまた、極上のバラをふんだんに使用した。バラの成分であるゲラニオールやゲラニン酸は、「ゲラン」の初代・フランソワ・パスカル・ゲランにちなんで名づけられたのである。医師であり化学者だった彼は、ナポレオン三世の皇后ウジェニーのために香水を調合し、のちに世界的な香水・ゲランを創ったのである。ウジェニー皇后は、凛とした貴族的な美貌と抜群のファッションセンスで宮廷をリードし、九四歳で亡くなるまで魅力は衰えなかったという。

そして、ゲランの息子である二代日・エメ・ゲランもまた、恋と香りをあわせる天才だった。彼が自分の恋人のために調香したという「ジッキー」は、〝恋人〟の香りが二四時間たってもなおまざまざと残る。フローラルにスパイスやムスクを調合し、匂いの持続時間を飛躍的に延ばしたのである。

甥である三代目のジャック・ゲランは、コティの「シプレ」をもとにゲフン風につくろうとして失敗に終わったというが、「ミツコ」や「シャリマー」のような名香を残した。現在は四代目だが、天然原料への変らぬこだわりは名門の名に恥じない。香水の一大産業地として世界的に有名な南仏・グラースの最高品種を押さえているのである。

また、フランスの香水を語るときに忘れてならないのは、キャロンの創業者エルネスト・ダルトロフ（一八七〇〜一九四一）である。ミモザとクロスグリという当時としては斬新な組み合わせの「ファルネシアーナ」を創作し、公爵夫人の香りとしてフランス社交界を魅了した。そして、バラの天然香料とオレンジブロッサムを贅沢に使った「ナルシス・ノワール」はキャロンの名を不朽にしたのだった。

社交界といえば、王妃マリー・アントワネットが愛用したウビガン香水店も忘れてはならない。ウビガンはフランス香水の基礎を築いたひとりである。伝説によれば、フランス革命のとき、ルイ十六世とアントワネットは庶民に身をやつして逃亡したのだが、アントワネットは逃亡の途中にウビガン香水店に立ち寄った。それが仇になり、平民がそんなに極上の香りをまとっているはずがないと身分がばれて逮捕されたという。

フランス人の香水への執着と想像力の源がどこからくるかといえば、豪奢な官能におぼれたフランス宮廷にあったのではないか。内乱と陰謀が取り巻き、国庫の財政は慢性的に逼迫しているにもかかわらず、歴代の王家の情熱はもっぱら色恋沙汰に向けられていた。しかし、ここで都合の悪いことが起こる。彼らは滅多に風呂に入らなかったのである。身体を清潔にするという概念は一九世紀以降である。それまでは王侯貴族であろうと、垢だらけのまま人に接近していた。香水の発達は、耐え難かったであろうお互いの悪臭をごまかすためだったのである。

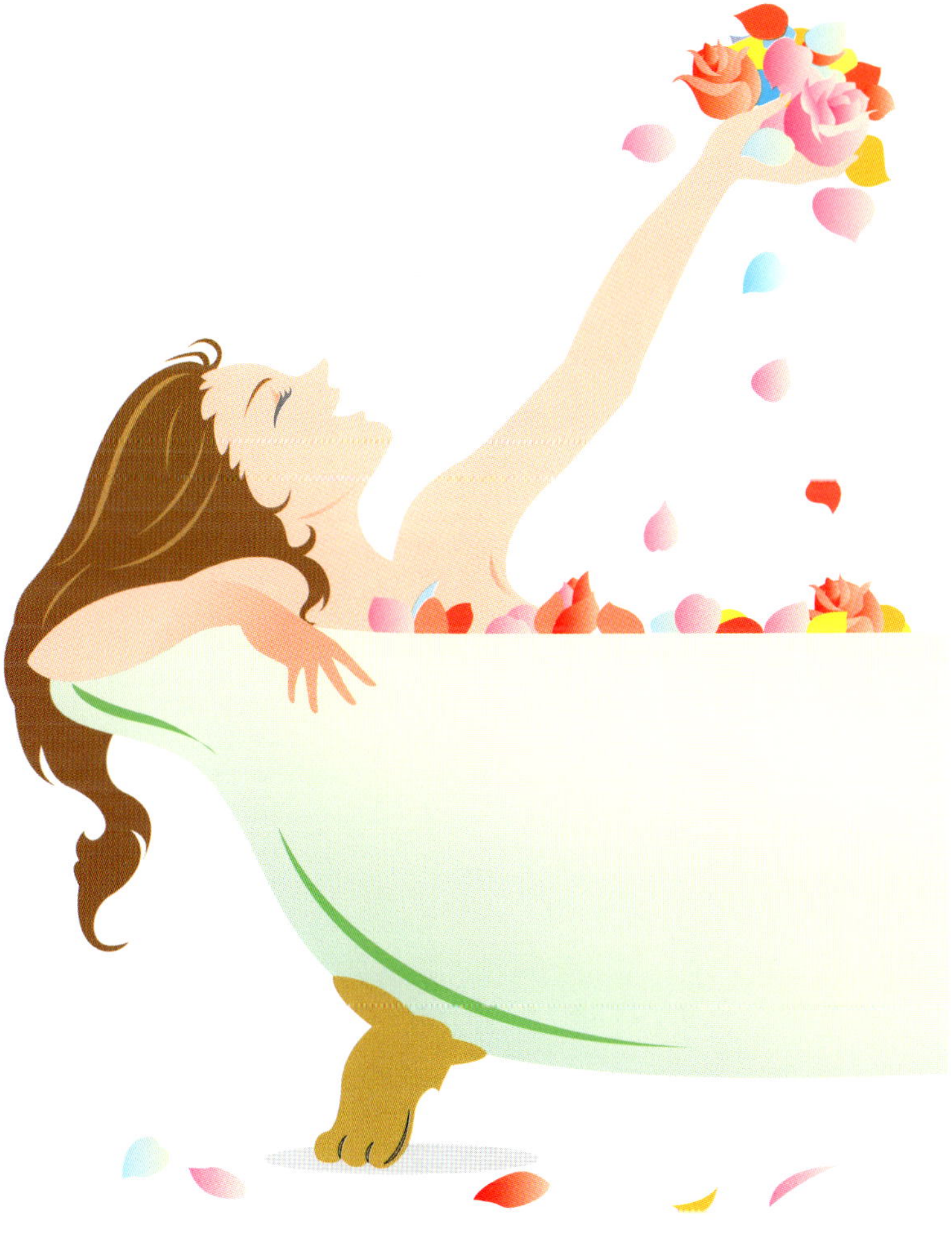

Rosa centifolia L./*R. damascena* Mill.

そのせいか、フランス人はいまでも清潔すぎる匂いが好きではない。娼家の客も、前の客が寝たであろうシーツに抵抗がないという。むしろ、自分の好みの香水をつけているかどうかのほうが問題なのである。

そうした香水フェチになると、バラの香りを前面に出したフェミニンな香りはものたりない。バラの香りは官能的でもあるが、どこかに清潔な気品もそなえている。その部分が邪魔なのである。彼らはより強い刺激にエスカレートしていく。「タブー」とか、「センセーショナル」とか、香水の名前にもその嗜好が現れている。しかし、それでバラの値打ちが下がったわけではない。バラは前面に押し出されていなくとも、名香といわれる香水には必ずバラの香りが調合されている。

「シャネルＮｏ５」は、アルデヒドという化合物を使って大成功した最初の香水である。天才調香師・エルネスト・ボーがシャネルの依頼を受けて、一九二一年に創作した。アルデヒドの使用があまりにも衝撃的だったために隠されてしまったが、この香水には高価なジャスミンやバラの天然香料も巧みに配合されているのである。

バラはそれ自体独立した香りを持っているが、他の香りと決して競合しない。むしろ、他の香りを調整したり、ひきたてる役割を担うのである。それは、花のブーケに似ている。バラは、バラだけのブーケでも華やかで美しい。単色でもさまざまな色の組み合わせでも、贅沢で趣味のいいそのテイストは変わらない。また、ほかのどの花との相性もいい。逆に、ほかの花は単一よりもバラが加わったほうがより魅力的になるのだ。たとえば、結婚式に人気のカサブランカも、それだけだと退屈だが、白いバラを組み合わせたら花嫁の清楚さをいっそう引き立てるのではないか。

豪華なランや、初々しいマーガレット、スタイリッシュなチューリップ、孤独なエリカ、エゴイストなスイセンとだって、バラは仲良くなれる。しかし、バラがなかったらどうだろう。花屋のショーウィンドウが、どれほど色鮮やかで目新しい花々に飾られ、えもいわれぬ芳香が漂っていたとしても、もし、そこに「バラの花がなかったら」。ほかの花が欠けていても、誰もその不在に気がつかないかもしれない。しかし、バラがなければ、花店はもう私たちの知る心地よい場所ではなくなってしまう。バラの不在は、花そのものの不在だからなのだ。

香水も同じである。グラースの最高級ジャスミンだろうと、媚薬のようなイランイランだろうと、同じ重さが金よりも高くて貴重な竜涎香や麝香鹿でも、単体だけでは胸の悪くなるような匂いになりかねない。

とはいえ、本物のバラの精油は、一滴(〇・五ミリリットル)を得るのに一〇〇個の花びらが必要とされている。世界で最も高価な香料のひとつのゆえんであるが、世界で販売されている「バラの精油」製品は、香料産業が生産している年間量をはるかに上回るといわれている。また、最近の合成香料はクロマトグラフィーさえごまかしてしまう巧妙さなのである。

ふつうに販売されているほとんどは、値段も広告も関係なく、純粋な天然と思わないほうが無難である。

いずれにしても、庶民とは縁のない世界だといわれるかもしれないが、精油ではなくローズ水なら家庭のキッチンでも十分できる。バラは、それこそ狭い庭でも鉢植えでも自分で栽培すれば、完全な無農薬栽培という保証ができる。バラ水二〇〇ミリリットルつくるのに、バラの花一〇〇個くらいあればすむ。一〇〇個というとびっくりするが、一〇〇本ではないのである。ひとつの茎に二〇個の花を咲かせられれば、たったの五本である。

道具は、専用の蒸留器があれば簡単だが、安い陶器のランビキ（江戸時代にポルトガルから伝わったという水蒸気蒸留器。通販で三〇〇〇円くらい）か、鍋とどんぶりでも、香りの高い本物のバラ水ができる。

コットンに浸したバラ水で顔全体を覆うと、ふーっといい香りに包まれ幸福な気持ちになってくる。とくに、気が滅入っているときや、疲労感のあるときなどはバラの鎮静作用を実感する。呼吸が楽になり、いつのまにか若い頃の華いだ気持が戻ってくるのである。

12 ハス
心のスキンケア——王朝の化粧水
【*Nelumbo nucifera* Gaertn.】

ハスは太古の昔から日本人になじみ深い植物である。水面に浮かぶ花を愛で、詩歌に詠い、蓮根料理に舌鼓をうってきた。漢方では、ハスの種子を蓮子と呼び、その仁核を蓮肉と呼んで、薬膳料理に用いてきた。滋養・強壮に効能があるという。

それに加え、最近の発見がスキンケアである。ハスの胚芽に美肌効果があるという。開発したある化粧品メーカーによれば、ハス胚芽は「ヒフのコラーゲン生産を高め、しわやたるみの発生を遅らせ、表皮の新陳代謝を促進することで、古い角質の脱落を早め、ターンオー

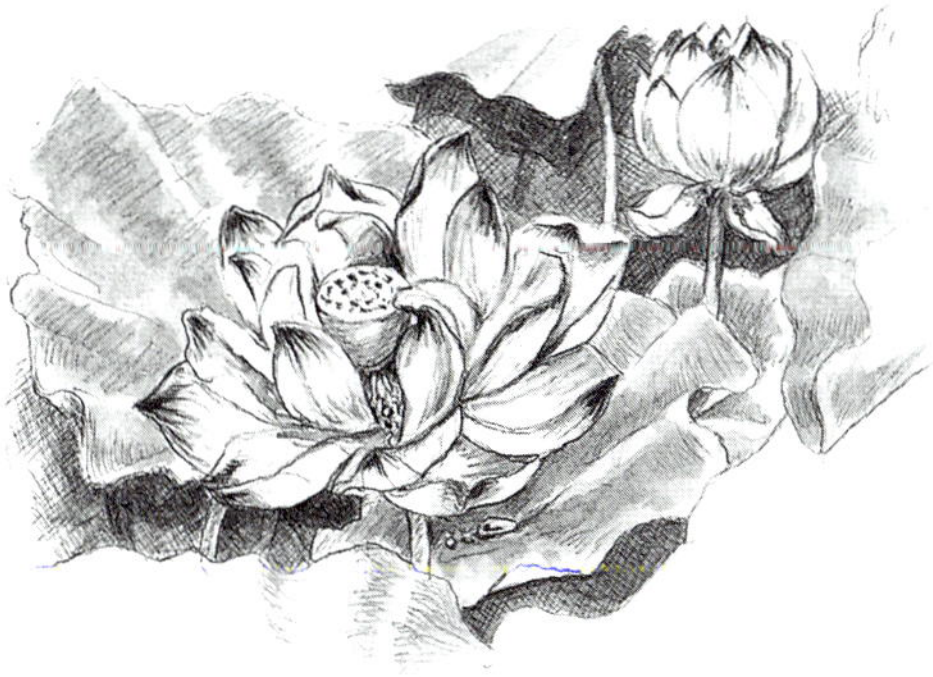

バーの短縮が期待できる……」とある。

文字どおりかどうかは別として、ハスの有効成分を正しく反映させることが可能なら、肌だけでなく、心のケアにも有効ではないか。

ハスには興奮を抑える作用があることが昔から知られていた。種子や胚芽には、不安を鎮め、不眠を解消させるなど精神安定作用がある。種子には、ヌシフェリン、ノルヌシフェリンなど五種類のアルカロイドが含まれ、胚芽には種子と共通の成分も含め、一〇種以上の成分が知られている。その成分がどのようにして心に働きかけるのかわからないが、実験によれば、脈拍がゆっくりしてくる、いわゆるリラックス効果がでてくるという。そして、鎮静効果は花の香りにもある。濃厚でいながら清々とし、思わず目を閉じたくなる香りなのである。ハスが古代から宗教と深くかかわってきたのは、泥水にあってもなお清浄な花を咲かせるだけでなく、おそらく、この至福にも似た匂いに理由があるのではないかと思える。

古代エジプトのある壁画には、女性が手に持った一本の大きなハスの花に顔を近づけ、深々と匂いをかいでいる様子が描かれている。顔はといえば、まるでアヘンを吸っているかのように恍惚としているのだ。スイレンが、ハスとは植物学的に別にもかかわらず、「睡蓮」と呼ばれるのもそんなところが由来かもしれない。

古代エジプトにおいて、ハスは祭祀をつかさどる王に捧げる花であった。宮殿を飾るレリーフにもその模様が描かれている。しかし、化粧に使われたという記録はない。日本はもとより、ハスと縁の深いインドや中国でもない。本当のルーツはどこにあるのか知る由もないが、古くからスキンケアとしてきたのは、意外なことにベトナムであった。

ハスの優雅な化粧法の話を聞いたのは、かつてベトナム王朝があった古都フエでのことである。

陽炎がゆらゆらゆれるような炎天下の昼下がりだった。私は、いまや世界遺産となった数百年前の宮殿の堀の淵に腰をおろしていた。観光客のほとんどは厚い塀の奥にある建物の中に涼を求めたのだろう。太陽に照らされた石畳がどこまでも広がる堀の周辺には、どうやら私と通訳の学生だけらしく、ひっそりと静まり返っていた。廃墟のような巨大な宮殿と、それをとりまく蓮池。人の気配のまったくないその光景に、過去にタイムスリップしたような錯覚を覚え、神妙な気分で眼の前の蓮池を眺めた。水面には、大きなハスの葉がところ狭しと重なり合い、しっとりと緑色にぬれていた。そこだけ命があるように、雫の粒がきらめきを放って葉の中央めがけてコロコロと転がっていった。その輝きを眺めながら、かつての宮殿の主のことをぼんやりと思っていた。

グエン王朝最後の皇帝はバオ・ダイといい、一九四五年に日本軍のクーデター、そしてホーチミンの革命政府によって退位させられた。王朝最後の日、彼はこの宮殿の広場で退位の詔を読みあげ、掲揚台から国王の黄色旗がするすると降ろされたのである。王は国を追われ、宮殿は一夜で人っ子一人いなくなった。かつては多くの人々の心を捉えたであろう、華やかな廃墟である。

そんなことに思いをはせていると、すぐ耳元で長いため息が聞こえた。どきっとして振り向くと、すぐ後ろに白髪混じりの老婆が立っていた。枯れ木のようにやせてはいるが、背筋が伸び、そこはかとない品位が備わっていた。彼女がただの老婆でないことは、服装からもひと目でみてとれた。耳には控えめながら上等そうな珊瑚のピアス。まっ白なパンツに黒の短い上着という、ベトナムでは古い世代の寡婦の服装なのだが、これほど淑《しと》やかに着こなしている老婦人を私は知らない。彼女は、たっぷりと幅のあるパンツのすそを風にひるがえしながら、私の隣りに腰をおろした。ハスの葉にうずまった池に深く暗い目をそそぎ、あたかもそばに誰もいないかのようにつぶやいた。

「もう夏も終わり……、終わったのね」

一緒にいたベトナム人の女子学生が、老婦人の正気を確かめようとしたのか、なにか話しかけた。すると、老婦人はうって変わって情愛に満ちたまなざしを私たちに向けていった。

「夏を惜しんでいたのは、この時期になるとハスの花が少なくなるから寂しいのよ」

それから身の上話をはじめた。驚いたことに、彼女は宮殿の主バオ・ダイ皇帝に仕えた女官だったのである。一九四四年に十二歳で内裏に上がり、皇太后の住むジエント宮付のハスの花摘み係となったという。宮廷の貴婦人たちは、毎日ハスの花の化粧水で顔を洗っていたのである。今でいう花の蒸留水である。

ハスは早朝に花を開かせ、太陽が高くなるころにはもう閉じる習性がある。化粧水を作るには、夜の露をたっぷり含んでいるうちに花びらを摘まなければならない。そのため、彼女はまだ暗いうちから起きて、花びらがようやく開きかける瞬間に、ナイフで茎を切らなければならなかったという。雫がまだ新鮮なうちに急いで蒸留するのである。

蒸留といっても、理科の実験のようにフラスコやガラス管があるわけではなかった。彼女によれば、道具は大釜と細い竹の管だけだという。大釜いっぱいに花びらをつめこみ、それに浸るだけの水を入れてふたをする。ふたには小さな穴が開いていて、そこに細長い竹の管をL字に差しこむ。釜を温めると、蒸気がその管を通って流れ落ち、その水を甕に受ける仕組である。装置は単純だが、そこから滴り落ちる水は、凝縮されたハスの成分や香りがぎっしりとつまったエキスである。濃厚でいて清冽な香りも溶けあっているのだ。

「それはそれは気持ちのいい匂いで、身体のすみずみまで血が通っていくようでしたよ」

彼女はそのときの情景を思い浮かべているかのように目を細めていった。

「高貴な水」は銀の盤に入れられ、まずは皇太后の寝室に運ばれるのだという。青いそろいの服を着た少女たちが銀盤を捧げ持ち、その後ろにもタオルや衣装、キンマの葉やビンロウなどの入った銀盆が続く。そして、皇帝や皇后、側室たちの寝室にも毎朝同じ光景が繰り広げられていたという。王宮の生活など想像も及ばないが、一日の始まりである朝に花の精で顔を洗うだけでも、どれほど命が洗われる気持ちにさせられたことだろう。宮廷は、序列や儀式に縛られた世界である。怒りや悲しみ、憎しみや嫉妬、欲求不満や不安がどろどろとうずまく権力争いのなかで、ハスは精神のバランスをとるのに不可欠だったにちがいない。

また、宮廷人は蓮茶もこよなく愛したという。現在では、茶葉にハスの香料を添加して香りをつけているが、かつては天然そのものだった。ハスの花が閉じる瞬間に茶葉を花びらに閉じこめ、一晩かけて香りを含ませるのだという。ハスの露と香りに浸された茶のなんと優雅で贅沢なことだろう。

また、ハスの実もよく食卓にのぼったという。ハスの実は、たくさん穴の開いた花托の中にあって、枝豆のような姿かたちで埋まっている。私はその未熟な、すべすべした緑色の実が好きだ。生のまま食べると、油脂を含んでしっとりとしていながら、ほんのかすかな苦味がある。それでいてハッカを染み込ませたかと思えるほどさわやかな朝の味がする。ついあとを引く。ベトナム人は現在でも、それをご飯に入れて炊いたり、甘納豆のような菓子にする。また、乾燥したハスの実を湯に入れてぐらぐら煮立てた汁を飲む。滋養があり、疲れをとるのだという。

ハスの花で装い、ハス茶を飲み、ハスの実を食べ、ハス三昧の生活をしていたベトナムの宮廷。北京の紫禁城を模したという威風堂々たる城内は、いつどんな時間でも祝い事の気分にわきかえり、上等な染物と刺繍の衣装をまとった貴人が行きかい、ハスの薫香でむせかえ

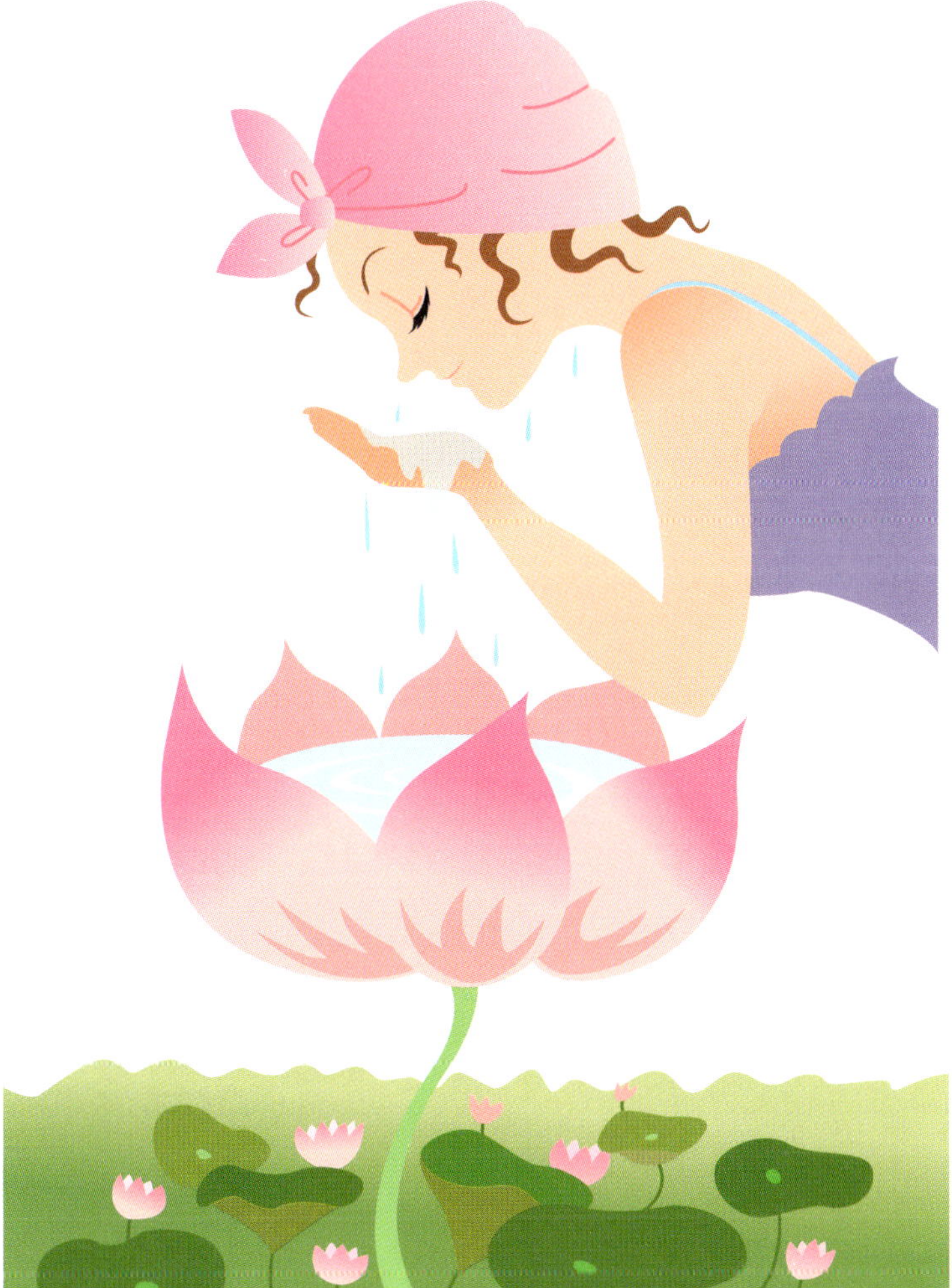

Nelumbo nucifera Gaertn.

るばかりだったという。しかし、当の老婦人が宮廷に仕えたのはたったの一年間だった。彼女が十三歳のときに、バオ・ダイは退位したのだった。しかし、思春期に華やかな宮廷を体験した彼女には、その強烈な記憶によって過去がとまってしまったようだ。彼女の心のレンズには往時が留められたままで、現実のいまの生活が仮なのだろう。

彼女はベトナム戦争の最中でさえ、宮殿の堀に通ってハスの花を摘んでいたという。彼女だけでなく、フエの上流階級に属する女性たちは、つい最近まで昔と同じようにハスの花びらを蒸留し、自家製化粧水で身を装っていたという。しかし、それもいまや廃れてしまった。おそらく、今でも続けているのは彼女くらいなのだろう。夏が終わると花が少なくなると老婦人はふたたび嘆き、目に悲しみが浮かんだ。私は、宮殿のハスだけがハスではないのだから、別の池のでもいいのではないか、あるいは常夏の南部からいくらでも手に入るではないかと口走ってしまった。それが慰めにもならないことは明らかである。彼女にとって、ハスとは宮廷の堀のハスだからこそ摘みとる価値があり、装うことができるのだ。その万古普遍の資質こそが、この老婦人の凛と輝く美しさを形作ってきたのであろう。

宮殿前の広場を彩るガジュマルの木が長い影を落とし、西の空が茜色に染まりはじめた。蓮池の花は、両手をぴたりと合わせたように閉じている。廃墟のハスは黙して語らぬようだが、千言万語を吐露しているようでもあった。老婦人の、長く、不思議な話も終わった。

その後、私はハスの花の化粧水を試みたいとひそかに願っていた。蓮池など個人で持ちようもない日本では材料が手に入らないから、実際には漠然とした思いだけだった。ハス胚芽の化粧品があることを知ったのは、そんなときだった。ハス胚芽なら、ベトナムの市場や漢方薬局で入手できる。彼らはスキンケアではなく、高血圧に効くからとお茶にして飲んでいるのである。ハス胚芽は、あたりまえだがひとつの実にひとつしかつかない。本来は花より貴重品である。それが、ベトナムでは市場に山積みされているのだ。

お茶といっても、いわゆる茶葉ではなく、ただ胚芽を乾燥させただけである。鮮やかな緑色の針先のように、ピンと張りつめた胚芽が一本一本みごとに揃い、極上の新茶を思わせる。種子のなかで、新しい生命を芽生えさせようとエネルギーをじっとためている、その瞬間、抜きとられ、集められたのがハス胚芽のお茶なのである。なんと贅沢なことか。

初めて手にしたとき、自然とフェの老婦人が思い浮かんだ。さらさらとした胚芽茶を両手ですくい、顔をうずめた。あの老婦人の話をきいて以来、思い焦がれていた瞬間である。

胚芽は湿りけを帯びた苦味と、ほのかな甘みが混ざった草のような匂いがした。花の甘やかさはまるでない。すばらしい香りに包まれ、宮廷人のような安らぎと美しさを手に入れようとしていた私はがっかりした。喉のひっかかるような、見当違いの香水を嗅いだときのような、落胆ぶりである。しょせん、花とは違うのだ。胚芽を袋に戻して放りだしてしまった。しかし、しばらくたった頃、何気なくお茶にしようと気まぐれを起こした。

胚芽をガラスの急須に入れ、熱い湯を注ぐと、たちまち鮮やかな緑色の液体に変わった。

湯の中で、胚芽の一本一本が、まるで生き物のように泳ぎだした。くるくると、上を下へと動きまわっている。小さな水槽を眺めている気にさせられ、全部が静まるのを待って、カップに注いだ。そして、ひとくち口にしたとたん、吐き出しそうになった。とてつもなく苦い。再び裏切られたような味である。まいった、と心の中で舌打ちしながらも、他のお茶を入れるのも面倒なのでそのままパソコンに向かいながら、チビチビ舐めるように飲みつづけていた。ちょっとした揉め事があって、弁護士に事情をつづっていたのである。夜半になって手を止めた頃、不思議にも私の怒りは消えていた。あれほど相手の言葉や態度に憤慨していたはずなのに、どういうわけか、頭はまったく別のことを考えていた。この冷静さはどこからくるのだろう。ハスの胚芽と気づいた私は、別の日にも何回か試してみた。即効性はないが、いつも、気がつくと気持ちが落ち着いている。

　また、ハスのエネルギーにはすさまじいものがある。種子からだけでなく、蓮根からも繁殖するのだ。そして、二千年前の種子からでさえ、まだ発芽する能力があるのだ。そのすべてが凝縮された胚芽は、口に苦いが心に優しいのかもしれない。あの晩、私はそのまま深い眠りに誘われてしまった。目覚めたのは、一条の光が窓のブラインドにさしこんで、とても美しい一日の始まりを告げたときであった。肌もそれを感じとっているようだった。鏡の中の顔は、心なしか表情が柔らいでいた。

　いま、私はどうしたら香りのよい自家製胚芽クリームが作れるか、思い悩んでいる。

13

バジル

【*Ocimum basilicum* L. / *O. gratissimum* L.】

愛のシンボル——目のごみも取る

「目からうろこが落ちる」という格言を文字どおり実感したのは、バジルの鉢植えを持ち帰ったときだった。

それは紫紅色の小さな花がシソの穂のようにびっしりとついた種類で、クローブのような強烈な香りを放っていた。私はそのどこか人を惑わすような匂いが好きで、鉢に顔をうずめながらうっとりした気分で我が家に戻り、勝手口の鍵を開けようとした。そのとき、とつぜんうしろから声がした。

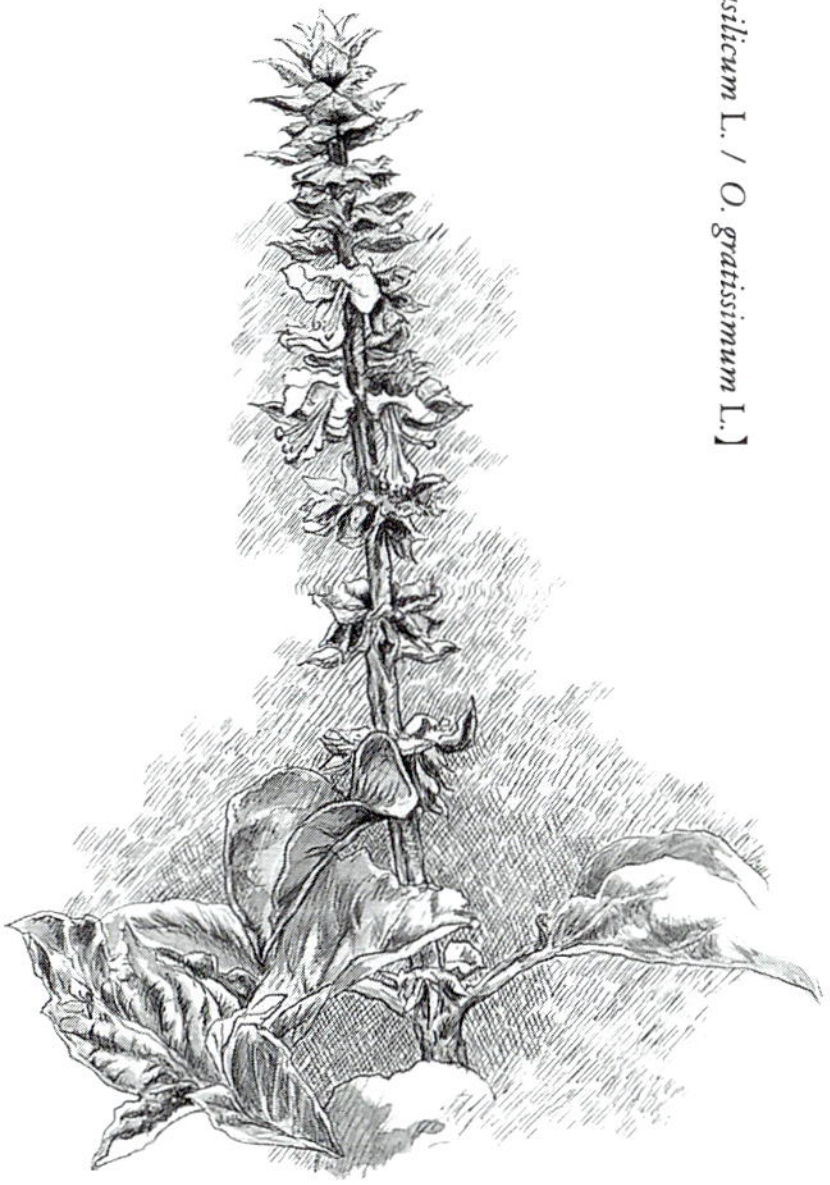

「あっ、目のごみを取る草」

ふりむくと、ベトナム人のニュンちゃんだった。彼女は我が家の離れに住んでいた留学生である。ずんぐりと太って、どこか眠そうな顔つきをしているが、感覚の鋭い子だった。植物が好きで、着る物を節約してでも花を買い、部屋に飾るようなところがあった。

「目のごみを取るって、どうやるの？」

「タネを目に入れるの」

日本語がまだ十分でない彼女は、下まぶたをひきさげ、目のなかにタネを入れるまねをしていった。

「こうして目をちょっとつぶったり、開けたりしていると、タネが大きくなってごみをとってくれるの」

「なんだか恐ろしそうね」

私は、バジルの黒いゴマのようなタネを思い浮かべて身震いした。顔のなかで目ほどデリケートな器官はない。見えないようなごみが入っただけでも真っ赤に充血してしまう。だから、ちょっとしたことでも、傷つきやしないかとやっきになって取ろうとするのに、固いタネを自分で目に入れるなど信じられなかった。

ベトナム人は平気なのだろうか。

ニュンちゃんは、私がひどく偏った想像をしていることなどどこ吹く風としゃがみこん

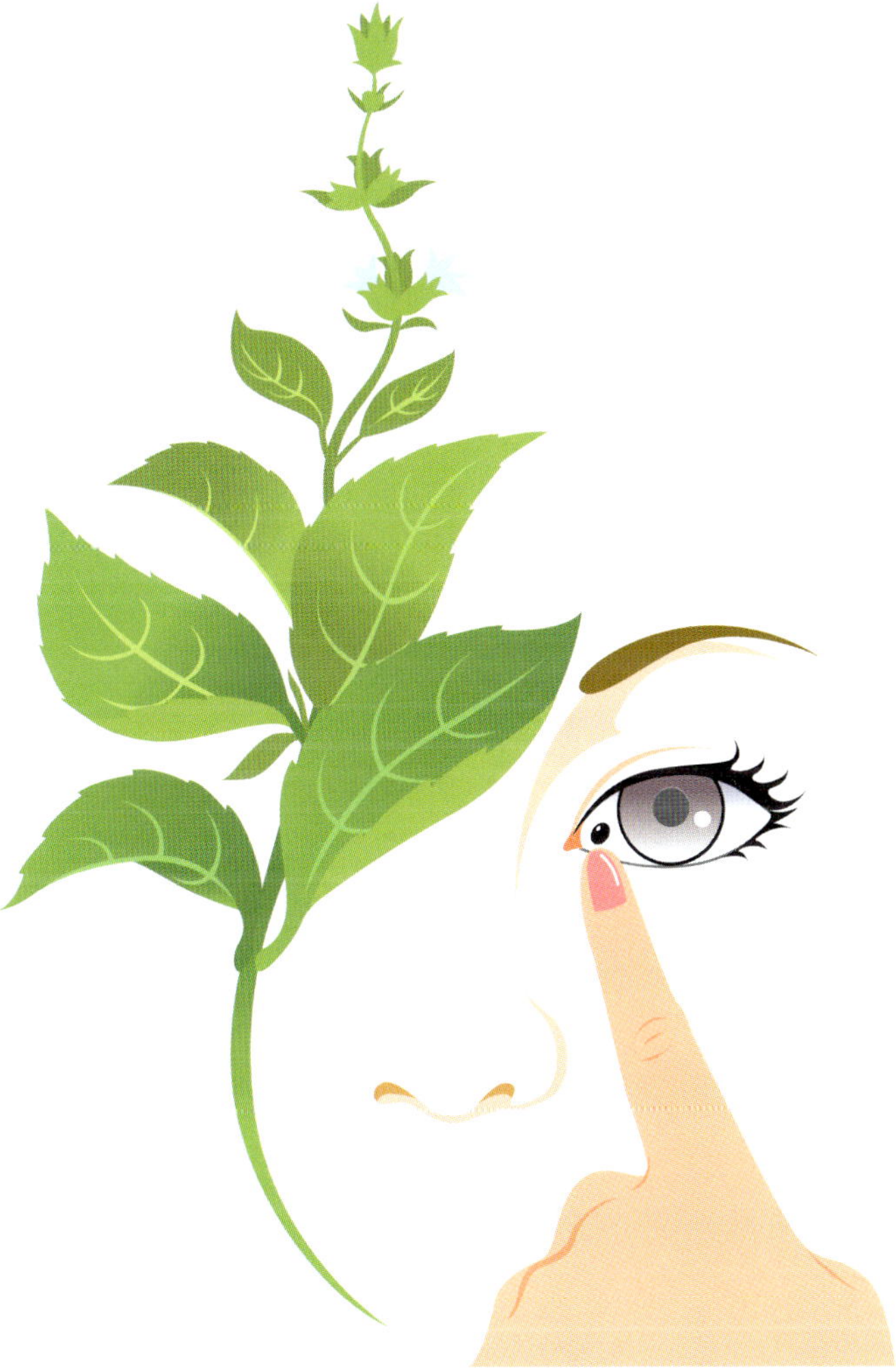

Ocimum basilicum L./*O. gratissimum* L.

で、バジルの小さな花穂に触れながら、熟した穂がないか熱心に調べている。そのひたむきな姿を眺めているうちに、はっと、バジルの日本名を思い出した。

「メボウキ！」

そう、日本でも同じように目のごみをとっていたから目箒と命名されたのだった。いつだったか、植物図鑑に「目にその種子を入れると寒天様物質が出てきて目のごみをぬぐい、かすみ目に効くとして目箒の名がつけられた」とあった。

それを読んだとき、いったいどういうふうにごみがとれるのだろうと、その不思議さに惹かれ、自分でも試したいと思いながら忘れてしまったのである。

同じことがらなのに、ベトナム人留学生の言葉には疑惑を持ち、名のある植物図鑑の記述にはいちもにもなく妄信してしまう、これまで最も嫌悪していた権威主義に自分自身が陥ってしまった。なんて卑しい心根なのだろうと恥ずかしかった。

化学や生物学の概念など何もなかった大昔、私たちの先祖は植物の化合物を利用しているという意識はなくとも、植物から貴重な産物を引き出し、その発見を利用してきた。緑の自然から得られる恩恵はいつも人類文化の一部だった。ニュンちゃんは、再びそのことを思い出させてくれたのである。

「ニュンちゃん」

私は、彼女の大きな背中に手をかけていった。

「この実が熟したら、どうやってごみをとるのか教えてくれる？」

「うん」

彼女はにっこり笑ってうなずいた。

数週間後、私たちはバジルのタネを収穫した。といっても、鉢植えだからささやかなものだけれど。ふくらんだ穂をカサカサさせると、黒い小さなタネがこぼれ落ちてくる。それを拾うニュンちゃんは、子どものように楽しそうだった。

彼女は手品でも見せるかのように小皿に水をそそぐと、そこに穂からとったばかりのタネを一粒、ぽつんと落とした。黒々としていたのがみるみる白っぽくなっていった。やがて、大きくふくらんでまるい透明な粒となった。水のなかで、ゼリーのようにぷるぷるといわせている。固い種子が涙の水をふくみながら、つるんとしたゼリーとなって日のごみをつつみこんでいくのが見えるようだった。その不思議な光景に、自分がいかに何も知らず、いかに少ししか知ることができないかを感じた。

「ねえ、タピオカみたいでしょ」

ニュンちゃんの無邪気な声が聞こえた。

そういわれれば、ほんとうにタピオカそっくりだった。あとで知ったことだが、じっさい、ベトナムやタイなどではココナッツミルクに浸して、タピオカのようなデザートにしている。味や食感のやさしさも似ている。違うのはほのかな香気があって、粒が小さいことだろうか。

タイのレストランでおかわりしたら、店のおばさんに「おならがでるよ、どんどんお食べ」と声援を送られたことを思い出す。便秘に効き目があるらしい。また、タイの人は胃の調子が悪いとき、バジルのタネを一つかみくらい飲み込むのだという。

スーパーマーケットでは、食品として売っている。どんな種類かとベランダ栽培したら、スイートバジル種だった。イタリア料理などに使うハーブのほうだが、おもしろいことに、タイでは葉のほうはほとんど食材にされていない。

バジルの種類は多く、世界に五〇〜六〇種あるといわれ、どこの国でも古くから薬草として知られてきた。インドのヒンズー教徒のあいだでは、サンクツムという種類が三界を浄化する草として神聖視されている。ベトナムのニュンちゃんのあとに我が家にやってきたインド人のキールちゃんは、ヒンズー教徒ではなかったが、風邪っぽいときに葉っぱを紅茶に入れて飲むと言っていた。そういえば、アロマテラピーにおけるバジルの効用は「元気がでる」である。

日本に入ったのは江戸時代らしいが、あの強烈な匂いが嫌われたのか、最近まで見向きもされなかった。昭和四五年頃だったろうか、新宿に本格的なイタリアンレストランができたというので、スパゲッティー・バジリコを頼んだら、バジルではなく、シソの葉をオリーブオイルで炒めたソースだったことがある。ハーブという言葉も市民権を得ていない時代だった。バジルとメボウキが同じだということを知っていたのさえ、一部の専門家や園芸愛好家だけだったのではないだろうか。

しかし、海の向こうのギリシャでは古代から家庭のありふれた薬草で、「目箒」という名前どおりの使われ方をしていた。紀元一世紀の薬草学者ディオスコリデスの薬学書によれば、「キオス産のワインに混ぜたものは目の痛みや、かすみ目に効く」とある。ただし大量に食べると、逆に視力が低下するとも。ほかに、便秘を解消し、利尿作用もあるという。

また、バジルは愛のシンボルでもあった。若者はバジルの小枝を耳に指し、ギリシャ独特の両手を頭まで上げて踊るダンスをしながら、お目当ての彼女にその小枝を渡し、受けとれば二人は恋人になれる。同じような風習は、イタリアやほかの地中海地方、アルバニア地方などにもあったという。

イタリアンバジルの花は小さく、波うった葉がつややかなハーブである。求愛にはぱっとしない。バラのように、いかにも麗しく誘惑的な姿をしているわけではない。それなのに、なぜ愛のしるしになったのだろう。

バジルの名前は、古代ギリシャのバジリウス王の名前からきたのではないかといわれている。しかし、学名のオキムム（*Ocymum*）は、ギリシャ語の「匂う」という語に由来する。バジルのほとんどの種類が強い香気を放つことかららしい。クローブやウイキョウのようだったり、シトラス系だったりする。

香りは感覚を刺激し、男女の仲を近づける。というように、バジルもかつては狂おしい恋を喚起させたようである。

『デカメロン』で有名な一四世紀のイタリア人作家ボッカチオには、バジルの恋物語がある。のちに、イギリスの詩人キーツやハントによって詩や絵画などにされ、語り継がれた、イザベルの悲しくも怖ろしい愛の物語である。

イタリア・シシリー島に生まれ育ったイザベルは、自分の財産を兄弟たちにまかせて何不自由なく暮らしていたが、ロレンツォという青年に恋心を抱くようになった。彼は、イザベルの兄弟の使用人だった。

彼らの恋は兄弟たちにとって不都合だった。身分違いであり、財産の危機なのだ。イザベルが結婚したら、彼女の財産の管理ができなくなる。兄弟たちはロレンツォを殺すことにした。イザベルには、長い旅に行かせたとウソをついた。

待てど暮せど恋しい人は帰らない。便りもない。不安を抑えきれず、イザベルはついに兄弟にたずねたが、返事は冷たいものだった。

彼女は部屋に閉じこもって泣き崩れ、恋人の名を呼び続けた。そして、泣き疲れて眠りに落ちるや、ロレンツォの霊が現れ、自分はイザベルの兄弟に殺されたと打ち明け、死体のある場所を告げて消えていった。恐怖で目覚めたイザベルは急いで夢の場所にかけつけ、恋人の遺体が埋められているのを発見する。教会の墓地に移そうとしたが、それでは兄弟に見つかってしまうと、恋人の頭を切り取り植木鉢に入れることにした。そして、そこにバジルを植えたのである。

愛と献身をもって育てられたバジルは花を咲かせ、えもいわれぬ芳香を放つようになった、という物語である。

ベトナムのニュンちゃんはこの話が大好きだった。何度も私に話してくれとせがむ。たぶん、彼女が恋をしていたからだろう。そして、ある部分共通するところがあった。彼女の家はベトナムでもかなりの名門である。父親は政府の高官で、一族には大使経験者が幾人もいた。

いっぽう、恋人は南ベトナムの貧しい農家の息子で、ボートピープルだった。終戦後、中学生だった彼はアメリカに向かう船に乗り込み、脱出を試みた。しかし、嵐で船が舞い戻ってしまい、強制収容所で過ごすことになった。

当時、そうした人々の多くはカトリック教徒になったという。救済措置があるからである。彼はやがて兵役についた。日本にやってきたのは、除隊後、船舶関係の会社に雇われたからである。運のいいことに、日本の大学にも入れることになった。しかし、勉強が好きだというわけではない。それに、故国の実家が貧しかったから仕送りもしなければならなかった。学校にはほとんど行かずアルバイトに明け暮れる生活だった。

二人の出会いは日本である。ベトナム人交流会で知り合い、ニュンちゃんの入院で急速に親しくなっていった。太って大きな体の彼女からは考えられないが、白血病になったのである。来日して間もないころだった。言葉もわからず、大きな病気で心細かった彼女にとって、世慣れた彼は頼もしかったにちがいない。

健康になった彼女は、やがてアルバイトをして彼に貢ぐようになった。若いのにろくに化粧もせず、服も買わない。おしゃれに関心がないのではなく、余裕がないのである。親が知ったらどうするのだろう、私は気が気ではなかった。しかし、余計なことをしたらイザベルの兄弟になってしまうと傍観するしかなかった。

あるとき、彼女が奨学金の申請をしたいから手伝ってくれと言ってきたことがある。大きな基金で、毎月かなりの額が支給される。

「自分のために使いなさいね」私はいった。「日本でしかできない体験をしなさい。国に帰ったとき、日本に行ってよかったと思えることにね」

彼女はフラワーアレンジメントを習い、フィットネスクラブに行きたがっていた。その夢に向かい、私たちは論文のテーマを練ったり、面接の練習をした。そして念願の奨学金を手に入れたのだが、彼女の夢はかなえられなかった。

恋人の妹が日本に留学することになって、その費用を奨学金からまかなうことにしたのである。私に対しては、「貸しただけ」と言い訳するのだけれど、相手に返済能力がないことは明白だった。その同じ年、彼の兄のひとりが結婚することになった。その祝儀に大金を要求してきたときには心底驚いた。

ベトナムを訪れたとき、たまたまその兄なる人物に会う機会があったのだが、もし私がニュンちゃんの親なら決して親戚になりたくない人物だった。

それでも、ニュンちゃんは彼と結婚した。

なぜと問う私に、彼女は言った。

「私、太っているから。それでも彼は愛してくれる」

バジルの香りはいつだって、彼女と過ごした日々を想い起こさせる。バジルが「目のごみを取る草」と教えてくれ、その寛容さで私の目を開かせてくれた彼女。

幸せになってほしいと願うばかりである。

14

アロエ

【*Aloe Vera* L. / *A. arborescens* Mill.】

備えあれば——家庭の万能薬

身近な薬草、役に立つ薬草は数々あるが、もしひとつだけ常備薬として置くとしたら、アロエほど家庭向きの薬草はないのではないか。

まず、効果が実感できることと、煎じたり加工する手間が要らない。フレッシュのまま、必要なときにすぐ使える。利用の守備範囲が広く、医者に行くほどではない、日常のちょっとした症状にすぐ対応できるのである。

たとえば、日焼けで肌が火照ったとき、軽い火傷をしたとき、蚊に刺されたときなど、鉢

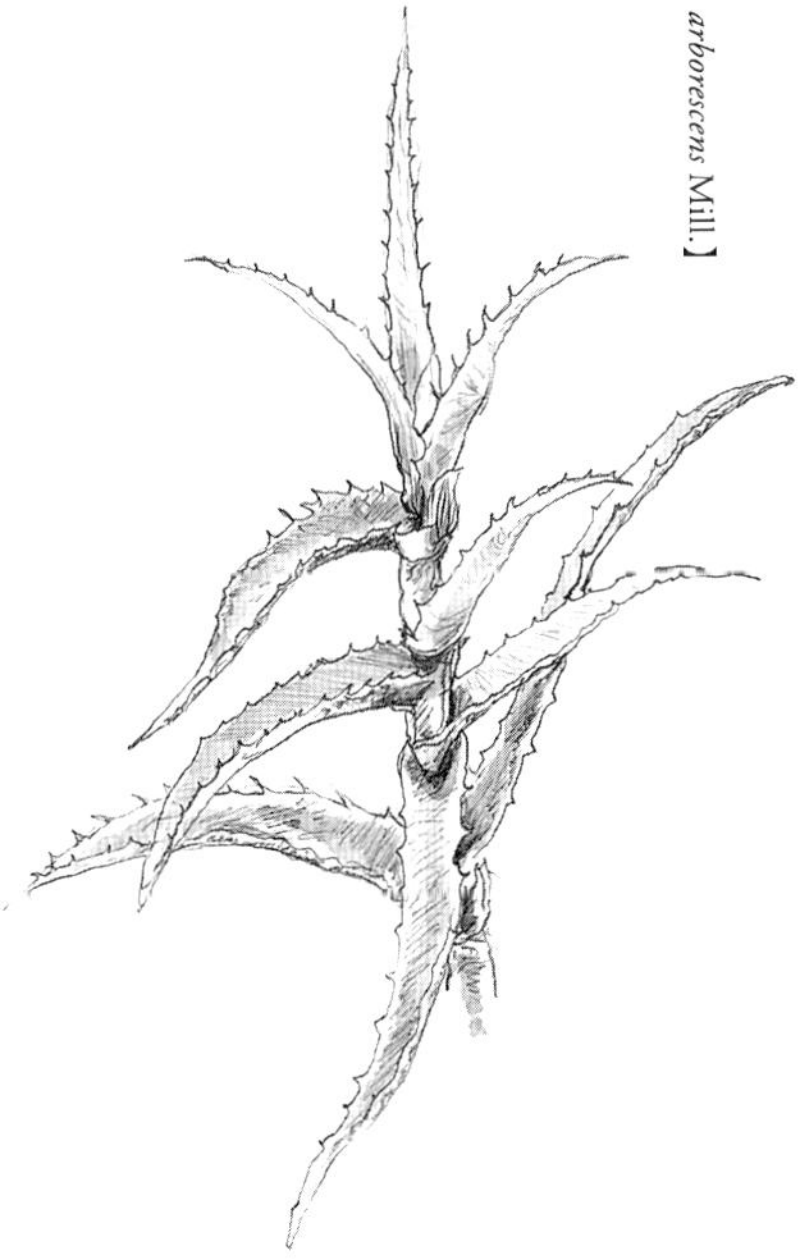

Aloe Vera L./*A. arborescens* Mill.

植えのアロエをちょっと切って透明なゲル（ゼリー状部分）を患部に塗るだけで、ひりひりした痛みがじき治まってくる。

アロエが傷や炎症の治療に効果があることは、数千年前から経験的に知られてきたが、科学的に立証されたのは一九三五年のことだった。アメリカのコリンズという医師が、放射線による火傷をアロエベラのゲルで治したという論文を発表したのである。それまでは、ヒフ移植しか治療法がなかった重度の火傷が、数週間アロエベラのゲルを塗って完治したというのだ。とはいえ、家庭で使うときは軽度の火傷限定にすべきである。重症の場合は、表面的な治療だけではすまない。

また、アロエは外用だけでなく、内服でも効果を発揮する。便秘や胃のむかつきなど、お腹の調子が悪いときは、葉をほんの少し食べるだけですっきりし、即効性が実感できる。分量は個人差があるから、数センチから試してみるといい。

さらに、アロエはヒフへの吸収促進効果も高いため、薬用だけでなく、化粧品や食べるサプリメントとしても優れている。そのため、欧米の化粧品の多くがなんらかの形でアロエ物質を含めているほどである。

また、アロエの透明なゲルの中には薬効成分だけでなく、人体に必要な必須アミノ酸のすべてや、ビタミン、ミネラル、リンゴ酸、多糖類などが豊富に含まれている。最近はその高い栄養価と体内への吸収のよさが注目され、アロエのヨーグルトやドリンク製品に人気がでている。

これらも、自宅のベランダにアロエの鉢植えさえあれば、新鮮で一〇〇パーセント天然の成分が簡単に摂れる。

アロエヨーグルトなら、葉の外皮をナイフでむき、中身のゲルを食べやすい大きさに切り、市販のヨーグルトに混ぜ合わせるだけ。ドリンクは、好みの飲み物とアロエゲルをミキサーにかければいい。味のよさだけでなく、体が喜ぶのも実感できる。

ちなみに、最近私が発見したのはアロエサラダの美味しさである。ごく若い葉の刺をとって千切りにし、好みのハーブとオイル&ビネガーで和えるだけ。若い葉は苦味がないから丸ごと食べられるし、フルーティーでかすかな酸味がある。

さらに、アロエの鉢植えのメリットは、栽培が簡単なことである。アフリカ原産で乾燥に強く、こまめに水をやらなくてもよく、虫もつかないから農薬や殺虫剤もいらない。無精者にもってこいである。そして、見た目もいいからベランダの観葉植物にもなるのである。気をつけなければいけないのは、鋭い葉の先端と刺だけである。

火傷にしても便秘にしても、アロエに劣らない薬草はたくさんある。たとえば、便秘ならタデ科の大黄が有名な漢方秘薬である。その食用種の茎はルバーブといって欧米人が好んで食べる。しかし、アロエのように生食はできないから、砂糖と煮詰めてジャムのようにするので手間がかかる。また、巨大な植物で栽培も難しく、ベランダでちょっと、というわけにもいかない。

アロエ常備の利点は、どれほど有名なメーカーのアロエ製品よりも、家庭の鉢植えのほうがはるかに新鮮で、丸ごと天然の効果が得られるということである。これは、缶詰や瓶詰めの果物が、どれほど優れた技術を駆使しても、新鮮なとれたての果実にかなわないのと同じである。ただ、果物の缶詰は素人でも中身を予測できるけど、化粧品やドリンク、サプリメントなどは、宣伝文句を信用するほかないのである。


一〇〇パーセント天然アロエ成分、無添加などとのラベルをよく目にするが、本当だろうかと首をかしげてしまう。それは、自分でアロエの葉を切ってみれば一目瞭然である。

輪切りにしたアロエの葉は、断面が三層になっている。外側は緑色の堅い外皮部分で、次がやや黄色い液体の層、そして、透明でねばねばしたゲル状の層。アロエの大部分はこのゲルで、ほとんどの有効成分もここにある。アロエの種類は多く、三〇〇種とも五〇〇種ともいわれているから、厳密にいえば成分も違うが、一般に薬用にされるアロエベラやキダチアロエはおよそ二〇〇種の成分を含んでいるという。その成分のほとんどが粘液質のゲルに集中しているのだ。

ところが、その栄養豊富で水分を含んだ粘液質が、加工業者にとって頭痛のタネなのである。というのも、葉が切りとられたとたん、ゲルは細菌にとって格好の培地になってしまうからだ。時間とともに有効成分が分解され、鮮度のよいときに持っていたアロエ本来の薬効は急速に失われ、変質するのである。

変化は、素人目にも明らかである。切った直後は粘り気があって、いかにもぷりぷりして透明なゲルが、半日も放置しておくと白濁して水っぽくなってくるのだ。そして、やがては切り口の角が茶色っぽく変色していく。

のちに専門家に聞いた話では、「人間の手足を切ったら、傷口からばい菌が侵入して、放っておくとどんどん増殖していく。アロエも同じでばい菌に侵される。だから、一〇〇%天然のアロエと同じ状態で商品に閉じ込めることは不可能だ」とのことだった。


私が、良質のアロエ製品を作るのがいかに困難かということを身をもって知ったのは、原料工場を訪ねたときである。カリフォルニアのサンタ・バーバラに住んでいるころだった。ドラッグストアで「アロエ六〇」というジェル状のクリームを見つけ、気に入って使っていたのである。まだ、天然アロエの植物力に目覚めていない頃だった。あるとき、「アロエ六〇」って、じゃあ、あとの四〇パーセントは何なのだ。どうして、一〇〇パーセントじゃないのだろうと疑問に思ったのである。そこで、容器に表示してあった製造元に電話すると、「お前、どこに住んでいるんだ……、おお、近くだな、こっちに来い」と言われた。近くといっても、そこは私の住まいから三〇〇キロ以上も南に下ったウエルトンという田舎である。灼熱のハイウェーを突っ走って着いたところは、アフリカの大地のように、すべてが焼け乾いている場所だった。辺境ともいえる乾燥地帯にあって、果てしなく広がるアロエの緑だけが、生き物の潤いを持って葉を広げていた。

ここのアロエはアロエベラという種類で、灰緑色のとげとげした葉は、肉厚で幅が広く、サボテンのように見える。葉は土からじかに出て茎がない。花は淡いクリーム色。たくさんの、小さなストロー状の花がらせん状に重なり、大空に向かって誇らしげに咲いていた。

日本で一般に見られるのは、寒冷地に適したキダチアロエという種類である。アロエベラに比べ、葉は細く、茎から出て不規則にねじれている、花はアロエベラと同じだが、オレンジ色をしている。

アロエに含まれる成分は、アロエベラもキダチアロエも互いに多少の違いはあるものの、家庭で民間薬的に使う分には気にするほどの差ではないという。

ただ、アロエベラのほうが葉の幅も広く、厚みもあるから、ゲルを取るには便利である。アメリカ南部は年間を通して気温が高く、環境が適しているせいか、商業栽培されるのはほとんどアロエベラのほうである。

電話に出た工場長だというトルーンさんは、がっちりした体つきで、堂々とした風采の持ち主だった。私たちは、栽培場所をひとまわりしたあと、すぐ近くにある工場に入った。刈り取ったばかりの剣のような葉が機械で洗浄され、ベルトコンベアーから次々と出てくる。

白い帽子にマスク姿の人たちがものすごい勢いで手に持ったナイフを動かしている。外側の厚い皮が人力ではがされていくのだ。皮をむかれたアロエのゲルは寒天のようにやや寒そうだが、新鮮でみずみずしく、透明に輝いていた。次から次へと別のベルトコンベアーにのせられ、ステンレスのトンネルの中に吸い込まれていく。

そのあとの処理は企業秘密で見せてもらえなかったが、アロエゲルは冷暗室の機械でオリーブオイルを搾るときのように圧搾され、どろどろの原液になるのだという。化粧品などの製品にするには、その原液の水分を蒸発させ、濃縮液か粉末状にしなければならない。それが、いわゆるアロエ原料なのである。

しかし、原液から原料にするまでが苦難の道なのである。

「天然の状態を保つ最も大事なことのひとつは、細菌に汚染されないように短時間に処理することだ」とトルーンさんは強調する。そのために、収穫した葉をその場で処理できるように、工場と栽培地を同じ場所にしたのだという。

しかし、問題はそれだけでない。ゲルに熱が加わると酵素の分解が進み、多糖類がどんどん減っていくのだという。

多糖類とは、アロエのねばねばに含まれる最も重要な物質で、この多糖類の含有量でアロエ原料の品質と価格が左右されるほどである。ところが、アロエ原液の九九パーセント以上は水分である。水分を蒸発させて濃縮しなければならないのだが、高熱処理が難しい。温風器で乾燥などしようものなら、肝心の多糖類が台無しになってしまうという。熱を加えず蒸発させるにはフリーズドライ（凍結乾燥）しかないが、設備投資には巨額な資金がかかる。世界的な大手製薬会社ならともかく、彼のような弱小企業ではできない相談である。

しかし、たとえ大企業でも困難なのが、アロエ多糖類の分子量を損なわず原料に加工することだという。アロエは高分子の多糖類（アセチル化グルコマンナン）を持っているのだが、葉を株から切り離してしまうと、低分子化してしまう性質がある。つまり、粘度が劣化するのである。

ちなみに、アメリカには国際アロエ科学審議会という、アロエの品質を審査する非営利団体がある。ここではＮＭＲ（核磁気共鳴スペクトル）という機械で、多糖類やグルコース、リンゴ酸、乳酸、酢酸などの物質や、防腐剤や増量剤など添加物の含有量、その有無を検査している。

たとえば、天然のアロエベラには、多糖類やグルコース、リンゴ酸が含まれているのだが、原料にそれらの一定量がなければ、天然のアロエと同質とはいえない。また、著しく少なければ、その原料は偽物か、きわめて劣悪な品質ということになる。逆に、乳酸や酢酸は本来なら天然のアロエには含まれていない。乳酸は、リンゴ酸が分解されてなる。つまり、製造過程の処理が不衛生だったりして細菌汚染されていることを意味しているという。

そして、もちろん多糖類の分子量も検査項目に含まれている。天然のアロエが持つ分子量を保ったまま加工することは不可能なのだが、同質にいかに近づけられるか、あるいはどこまでが妥協点なのかを判断するのは、専門家でも議論の余地があるという。

トルーンさんは、テキサス大学の博士号を持つ化学者で、国際アロエ科学審議会の会員だと言っていた。その審議会では、アロエ原料が一五パーセント含まれていれば、アロエ製品と認めるのだという。だから、彼の原料で作られた「アロエ六〇」は立派なアロエ製品といえる。あとの四〇パーセントは、水やオイル、酸化防腐剤などなのであろう。彼は、原料だけを生産し、製品は専門業者に委託しているのである。

彼は工場の一部とはいえ、見ず知らずの外国人に見学させてくれた。おそらく、数あるアロエ企業のなかでも良心的な部類なのだろう。そして、天然の植物であるアロエこそが、最高のアロエ製品と教えてくれたのである。

15

センキュウ

【*Cnidium officinale* Makino】

薬草風呂の薦め——のびのびリラクゼーション

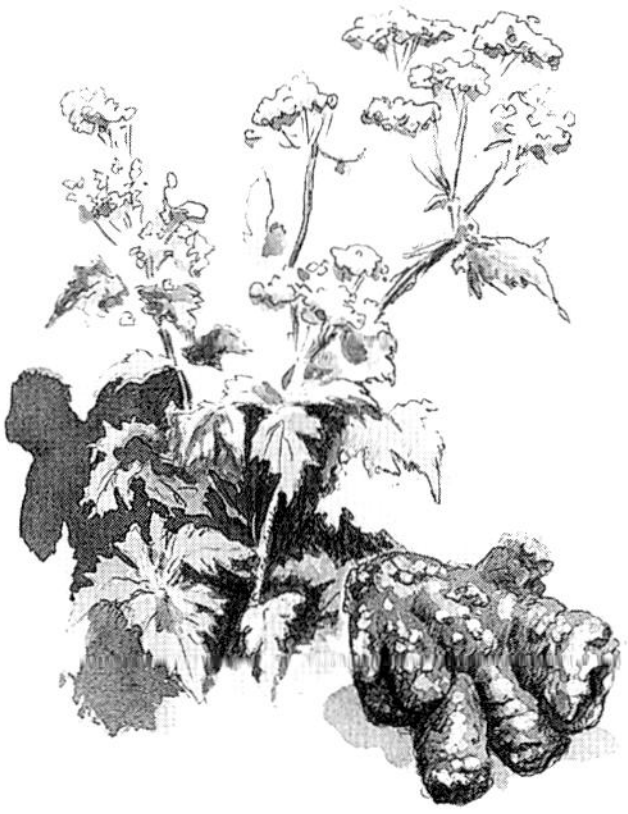

目を閉じて浴槽にひたっていると、疲れた身体が徐々に解きほぐれ、一日の終わりが満ち足りたものになってくる。日本人なら誰でも共感することだろう。ただのお湯でも気持ちがいいが、薬草をちょっとお湯に浮かせると、目にも楽しく、さまざまな効果が実感できる。薬草といっても大げさなものではない。端午の節句のショウブ、冬至のユズなど、日本人は、無病息災を祈り、昔から季節そのものを風呂に持ち込んできた風習がある。他にも、ミカンの皮やヨモギ、ショウガ、モモの葉、松葉、ドクダミなど、また、最近ではラベンダ

ー、カモミール、ローズマリー、ミントなどのハーブ類など、地域や家々によって四季折々に使い分けている。それらは、香りや気分だけでなく、薬効をあれこれ詮索するのも楽しみのひとつなのである。

浴剤に向く植物は、芳香性のあるものが多い。ユズやミカンの皮、ショウガなどは、血行を促進し、身体をぽかぽかと温める。ショウブや松葉、ヨモギも血行をよくし、神経痛を和らげ、爽やかな緑の香りが疲れを癒す。モモの葉やドクダミ、ナンテンには、美肌効果があるといわれている。どれも、ありふれた身近な植物だけど、ちょっとの工夫で毎日を心豊かにしてくれる。乾燥しておけば一年中使えるし、台所のゴミネットに入れて風呂に入れれば後始末も簡単である。はじめは億劫かもしれないけど、一度この薬草風呂のとりこになると、もう二度とただの湯では物足りなくなる。

日本人がいつごろから薬草風呂をとりいれてきたかわからないが、究極の薬草風呂といえば、江馬蘭斎（一七四六〜一八三八）という大垣藩の御殿医が患者の治療用に考案したミニサウナではないだろうか。岐阜県にある薬博物館には、昭和まで使用されていたというその大きな樽風呂が保存されている。二つの樽の底を抜いて上下に重ね合わせ、それを釜に乗せるという仕組みの蒸し風呂である。底におかれた釜の湯には何種類かの薬草が混ぜられ、温度が上がるにしたがって、薬草の芳香が蒸気とともに樽のなかに充満する仕掛けである。

釜と樽のあいだはスノコになって椅子がおいてある。患者はそこに腰掛け、足元からたちのぼる薬草のエキスともいえる湯気に全身が包みこまれる。温められた毛穴がゆっくりと開かれ、細胞の隅々に薬効成分が伝わっていき、やがて汗と一緒に病気を追い出していく、というのである。

伝統医療の思想のひとつは、「人は両親の気を授かって生まれ、天地の気をいただいて生きる」と説く。天地の「気」は太陽や大地のエネルギーで、それは植物に凝縮されている。だから、病人の治療をするとき、人自然の「気」を用いる。人は、自らの「気」が乱れると病気になるが、薬草によって「気」が補われ、健康を回復するのだという。江馬蘭斎のミニサウナは、そんな大自然の「気」に溢れた薬草をたっぷり使用していたのである。おりしも、大垣藩のあった岐阜県・息吹山は神話時代から名の知れた薬草の宝庫である。それと関係あるかどうか、江馬蘭斎は九二歳という長寿だった。成人の平均寿命が六〇歳くらいの江戸時代にあってである。

しかし、それにしても江馬蘭斎は薬草風呂をどんな病気の治療に使ったかといえば、梅毒であったといわれている。売春が公然と認められた時代だから、性病はかなり蔓延していたのだろう。そして、梅毒はペニシリンが発見されるまで不治の病と恐れられていたのである。

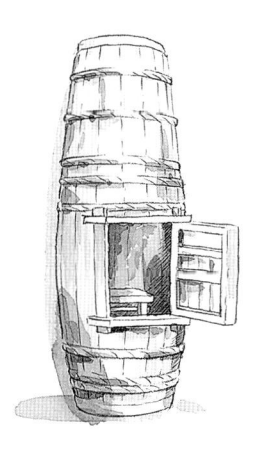

江馬蘭斎が梅毒治療にどのような薬草を使っていたのかは、記録が散逸してわからない。しかし、薬草風呂はやがて他の病気治療にも利用されるようになり、その中心になった薬草がセンキュウだったという。漢字では川芎と書き、現在でも漢方の重要なひとつである。生きた植物は、白い小さな花をたくさんつける、レースのような趣きのセリ科植物である。繊細でか弱そうなのだが、「日本薬局方の解説書」によれば、ものすごい効能が秘められている。婦人病、冷え性、ヒフ疾患、高血圧からくる頭痛、脳血栓による半身不随、神経痛やリュウマチなど、多岐にわたっている。薬用になるのは根基の部分で、漢方薬局で簡単に手に入る。薬草風呂用にするには、すでに根基を砕いてあるものが便利である。

江馬蘭斎の薬草風呂を家庭でミニ体験するには、腰湯がいい。座ったときの腰の高さまで湯を入れ、そこに薬草（センキュウに限らずなんでもいい）をたっぷり入れる。それから浴槽に座り、湯気を逃がさないよう首だけ出してあとは風呂のふたで覆う。なぜ、湯を首まで張らないかといえば、湯気によって発汗を促すためである。湯の量が少ないから最初は心もとないが、五分もすると体の芯までぽかぽかしてきて、じっとりと汗ばんでくる。それでも我慢していると、やがて玉のような汗が噴きだしてくる。暑くて不快だが、ここで風呂から上がってはいけない。水を飲みながら水分を十分にとり、汗の流れるままにしておくのだ。毛穴の一本一本が開いていくように感じる。やがて、三〇分位してくると、最初はべったりとしていた汗が、やがてサラサラした水のようになってくる。粘った汗は毒素だったのだろう。体内から毒素が抜けて、身体が軽くなったような気になってくる。気分爽快。肌もつるつるになってくる。江馬蘭斎は今流行のデトックス効果を先取りしていたのである。

最近は、こうした下半身だけの薬草蒸し風呂が「フットスパ」とかいって見かけるようになった。病気治療ではなく、若い女性の美容に流行っているらしい。


日本人が風呂に入るのは、身体を清潔に保つだけでなく、リラックスや気持ちよさも求めている。だから、家庭で毎日入浴するだけでなく、温泉や街のスパなど、機会があればお湯に浸っているのである。そんな日本人が外国に住んで何が不自由かといえば、風呂ではないか。食べ物なら日本食屋に行くとか、自分で作るとか何とか工夫できるが、風呂だけは相手の様式に合わせざるを得ない。私が心底日本の風呂を懐かしんだのは、アメリカに住んだときである。入浴は身体を清潔にするための衛生手段だからシャワーで十分という彼らの生活習慣にはなじめなかった。低くて細長い浴槽に寝転がるようにして肩まで浸かっていたのだが、どうも疲れがいまいちとれない。無理な姿勢だけでなく、湯が硬水だから肌へのなじみが悪いし、よく温まらないのである。

おりしも二月の凍りつくような日だった。コートの襟を立てて歩いていると、「ボディ・ショップ」なる看板にぶちあたった。石けんやシャンプーを量り売りにしてくれる専門店である。身体が温まる浴剤を探していた私は、救われた思いでドアを押した。しゃれたレイアウトの棚には、パステルカラーのきれいなボトルが魅力的に並んでいた。しかし、私の目はまっすぐに、隅の棚にひっそりしている茶色いガラス壜を射止めた。その店にあった、たったひとつの浴剤である。五〇〇ミリリットルほどの大きさで、薬用アルコールのように色気のない壜である。それなのに、ラベルのイラストには、インド人風の男女が向かい合って座っており、「クローブ・バスオイル」と書いてあった。そのときは、バスオイルなど初めて聞く言葉だった。一九六〇年代後半の頃で、年若く、英語も未熟だった。プライスカードに簡単な説明らしきものがあったけど、意味がよくわからなかった。

店主は、ソバージュの髪を炎のように赤く染めた女性だった。やせぎすで、そばかすだらけの顔に、空のように青い目をしていた。

「あの、これ、何に使うんですか」私は壜を指差して恐る恐るいった。

「コップに3分の一をバスタブに落として、よく混ぜてからお入り。どうなるかはすぐわかるよ」

彼女は意味ありげな目をして答えた。そして、棚から壜をとると、さっさと紙袋に放り込み、レジをガチャンと鳴らした。

「一二ドルだよ」

私は息を飲んだ。当時は一ドルが三六〇円の時代で、ビジネスホテルのツインでも一泊八ドルで泊まれた。それが、浴剤一壜で一二ドル。日本円にして四三二〇円。日本の労働者の月給が一万円くらいの時代である。私はびっくり仰天したが、気がついたときは金を払っていた。好奇心があった。なにより日本のような温まる風呂に飢えていたのである。

アパートに戻るや、すぐさま浴室に向かった。バスタブになみなみと湯を満たし、例の壜のふたを開けると、クローブの独特な強い香りが鼻をついた。えっ、なんだ、料理に使うスパイスのクローブだったのかと思いながら、どろっとした中身を湯に注いだ。透明な浴槽に褐色の液体がくねくねと流れ込み、謎めいたマーブル模様を描きながら水底に溶けていく。なにやら不安を起こす光景に、高価な浴剤なのだからと自分に言い聞かせ、コーヒー色になった湯にそっと身を沈めた。それから、ようやく、分不相応な浴剤の正体をみきわめようと、壜をとりあげてラベルの効用書を読んだのである。美文調のもったいぶった文句で意味がよくわからず悪戦苦闘しているうち、いきなり恐ろしい単語が飛び込んできた。

「媚薬！」

私はがばっととび起きた。「媚薬」、つまり、催淫作用があるということか……。ラベルに描かれたインド風の男女の姿が急になまめかしく映り、胸の奥で感情の波がざわめいた。誰もいないのに辺りを見まわし、えらいことになったと、バスタブを出たり入ったりしているうちに、えい、ままよと開き直った。息を深く吸い込み、ふたたび湯に身体を沈め、何が起こるのかをじっと待った。

胸に高まりを感じながら目を閉じた。しかし、とろけるような官能も、抑えがたい欲望もわきあがる気配は一向におこらない。ただ、いつのまにか、肉体の隅々までが春の陽だまりに包まれるのを感じた。手足の末端から、つま先に至るまでがエネルギーに満ちて、風呂から上がっても一日中身体が軽く、運動選手になったようだった。日本の薬草風呂のように情緒はないが、効果としてはかなり近かった。

しかし、当時のアメリカ人にとっては、バスタブとはセックスシンボルだったのである。だから、マリリン・モンローが泡だらけのバスタブで手足を伸ばしている姿がポスターになったし、恋人が一緒にバスタブに浸かるのは性的意味以外のなにものでもない。浴剤のリラックス効果も、欲望を助ける作用ぐらいにしか感じていなかったのかもしれない。

西洋でもかつては薬草風呂を治療に利用していた歴史がある。中世の修道院経営の治療所で、原理的には日本の江馬蘭斎の薬草風呂によく似たスチーム式である。また、病院の床などに芳香性のあるハーブを撒き散らして、踏みしめるたびにいい匂いがするようにしていた。こうしたハーブにはたいてい抗菌作用もそなわっているのである。しかし、西洋人は日本人のように入浴の楽しみを追求しなかった。だから長時間湯に浸かっているなど耐えられないし、浴剤も「媚薬」とか「贅沢」をことさら強調しないと売れなかったのかもしれない。

とはいえ、アメリカにいる間中、私の冷え性と無味乾燥なバスタイムをこのクローブ・オイルが救ってくれたのはいうまでもない。

クローブは、モルッカ海峡周辺国が原産のフトモモ科の植物で、かつてはヨーロッパの列強国が争ってターゲットにした貴重なスパイスであった。その刺激的で強烈な香気は百里離れたところまで匂うという伝説があるほどだ。また、強力な殺菌・消毒、鎮静作用があるため薬用にもされる。昔、歯の痛みに「根治水」という薬があったが、その原料はクローブだった。虫歯にたらすと、ほんの一滴でも口中が焼けるようにハーッとしてくる。とても媚薬など想像できないのだ。

また、後から知ったことだが、アロマテラピーではクローブのエッセンシャルオイルを浴剤などに使うことはないという。肌に悪いらしい。では、アメリカの「クローブ・オイル」なる浴剤は何だったのだろう。後年、私はアメリカに行く機会があるたびにこの浴剤を探しているが、六〇年代に出会ったのが最初で最後の幻となってしまった。

しかし、この経験が私をますます薬草風呂のとりこにしたのは間違いない。これまで我が家の伝統になかったありとあらゆる芳香植物を試すようになった。

江馬蘭斎のセンキュウはもちろんである。漢方薬のなかには、クローブよりも強烈で、漢方薬局に飛び込んだような匂いのものがある。それがむっとした悪臭か、快いかはその日の体調のバロメーターである。心地よければ、身体がそれを要求しているのである。しかし、天然の薬草の匂いは、強烈な匂いといってもほとんどがつかの間の印象に過ぎない。不思議なもので、いつのまにか気にならなくなり、心身の気持ちよさのほうに心が奪われてしまうのである。

風呂に入れる薬草は、体質に合うものなら何でもいい。私は、最近、記憶にも肌にもいいというローズマリーが気に入っている。頭がすっきりするし、栽培も簡単で鉢植に放っておいても次から次へと増えていく。特別な日には、香りのいいバラやキンモクセイの花びらを浮かべて、つかの間の贅沢に浸ることもある。

そして何より、薬草風呂がありがたいと実感するのは、たくさんの思い出を作ってくれることである。日本人は、よく親子で入浴する。そんなとき、植物が風呂に浮かんでいれば、親がそのいわれを話してくれる。

例えばユズ湯は冬至の日の風習である。一年で一番昼が短く、寒さが一段と厳しくなる分岐点で、昔は作物も乏しくなる季節だった。そのため、一年のうちでもっとも「死に近い日」とも言われた。そこで、その香りに霊力があると信じられていたユズで厄除けをしたのである。体も温まり、その語感から、「融通」が利きますようにという祈りもこめられていたのである。

こうした話は、その時期がくると必ず、父や母のぬくもりとともに懐かしく思い出される。そして、我が子にも伝えることができる。この文化の伝承こそが、合成の浴剤と天然の植物の決定的にちがうところである。

あとがき

本書は、二〇〇一年〜〇三年に月刊『言語』（大修館書店）に「緑の薬箱」として不定期に連載していたもの一〇編を大幅に書き直し、書きおろし六編を加えた薬草をめぐるエッセイである。もとより、私は薬用植物の専門家ではない。プロローグにも記したように、子どもの頃の暮らしで馴染んだものや、後年、毒草に関する本を何冊か書くにあたって取材したり、経験した知識がベースになっている。したがって本書は専門書ではなくハウツウものでもないが、「この植物には、こんなエピソードがあったのか」と、興味を引きそうなページからパラパラお読みいただければ幸いである。取り上げている植物もかなり偏っているかもしれない。ベトナムに関する記述が多いのは、上記の連載後、三年間住んでいたことが影響している。

気軽なエッセイとはいえ、門外漢の薬用植物に関する内容なので多くの文献を参考にさせていただいた。その数は膨大なものになり全てを記すわけにはいかないが、植物に関する基本的な文献はもとより、日々変わる情報をいち早くアップデートするWeb版には非常に助けられた。WHO（世界保健機構）、労働厚生省、キュー植物園、イギリスBBC、各大学や信頼性の高い各専門機関等のものである。そして、Ｗｅｂ上から世界の研究者に直接アクセスして質問できたのは情報社会の利便性ならではの特権で、こちらがどこの馬の骨ともわからないにもかかわらず真摯なご回答をくださった。そのご厚意に感謝するものである。

また、特筆しなければならないのは『ピル誕生の仕掛け人―奇才化学者ラッセル・マーカー伝』の著者・内林政夫氏である。私が『言語』連載でラッセル・マーカーを取り上げたとき、ご懇篤にも誤ちをご指摘くださったのである。そのおかげで大幅に改訂することができたことは幸運このうえなかった。

また、行く先々で忘れがたい出会いと思い出をもたらしてくれた各地の人々。お名前はいちいち申し上げないが、快いご協力と多大なご教示をくださった専門家の方々。多くの方々に助けられてようやく形になったとはいえ、本文中の誤りはとうぜんながらすべて著者の責任である。

最後に、繊細なイラストで本書に優しさと潤いを与えてくださった永田勝也さん、雰囲気あるイラストで彩を添えてくださった海沼筑紫さん、大修館書店編集部の日高美南子さんに心からお礼を申し上げたい。とくに、日高さんは著者の遅々とすすまない原稿に〝書く書く詐欺〟にあった心境であったにちがいない。ベトナムにまで訪ねてくださり、帰国してからも待ちに待ってくださった。この本が上梓できたことは、ひたすら彼女の忍耐と寛容のおかげである。

皆さま、ありがとうございます。

大寒の日に　　植松　黎

［著者紹介］

植松　黎（うえまつ　れい）

1948年、東京生まれ。エッセイスト。著書に『ポケット・ジョーク』1巻〜23巻（角川書店）。また、『毒草を食べてみた』（文春新書）、『カラー図説 毒草の誘惑』（講談社＋α文庫）、『誕生花366日事典』（角川書店）など、植物エッセイ多数。1986年、カリフォルニア大学サンタバーバラ校に客員として招かれ、その頃から毒草・薬草に親しむ。

自然《しぜん》は緑《みどり》の薬箱《くすりばこ》

——薬草《やくそう》のある暮《く》らし

NDC 499/vi, 186p/20cm

初版第1刷——2008年3月10日

著者——植松《うえまつ》　黎《れい》

発行者——鈴木一行

発行所——株式会社大修館書店

〒101-8466 東京都千代田区神田錦町3-24

電話 03-3295-6231（販売部）/03-3294-2357（編集部）

振替 00190-7-40504

［出版情報］ http://www.taishukan.co.jp

装幀・本文デザイン——井之上聖子

イラスト——永田勝也／カラー挿絵　海沼筑紫

印刷所——壮光舎印刷

製本所——牧製本

ISBN978-4-469-21317-1　Printed in Japan

花の名物語100

D・ウエルズ　著
I・パターソン　画
矢川澄子　訳

未知の植物を求めて旅した探検家、花を独占しようとした皇后、欧米の代表花100を選び、花の名に秘められた歴史と物語を鮮やかに描き出した花の名小事典。

▼四六版・338頁　本体2000円

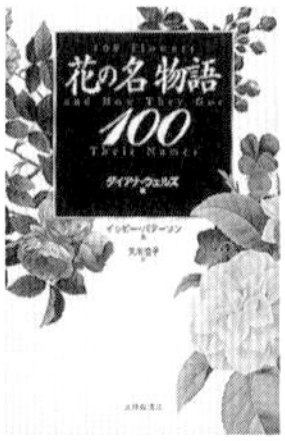

大地の声
――アメリカ先住民の知恵のことば

阿部珠理　著

名言、物語、そして歌…。大地に生きる人々の肉声がよみがえる。ラコタ族と深い親交がある著者が、生き生きと語る先住民の豊かな精神世界。美しいイラスト・挿し絵多数。

▼四六版・258頁　本体1900円

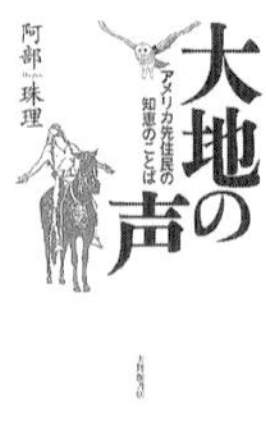

疫病の時代

酒井シヅ　編著
立川昭二、藤田紘一郎
村上陽一郎、養老孟司　他著

古来、〝疫病〟は社会を変え、歴史を変え、人々の世界観を変えてきた。いま、新たな感染症が懸念され、終末論が囁かれる時代に、人と病との長い歴史から、疫病の意味論を読む。

▼四六版・258頁　本体2000円

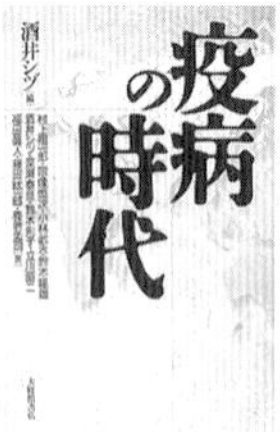

大修館書店

＊定価＝本体＋税５％（2008.3.現在）